ボケないための食事、運動など生活習慣を
専門医がチェック！

医師が教える 元気脳の作り方

医学博士
脳神経内科医
米山公啓

自由国民社

はじめに

脳の衰えや、もの忘れが気になり始めたら、認知症が心配になってきます。

しかし、それ以上に普段の生活の中で、どうも最近判断力や集中力が落ちてきて、生活そのものが楽しくないといったことも起きてきます。

60歳で定年となっても、日本人の平均余命から考えれば、少なくとも20年近くはまだまだ人生を楽しめるはずです。

そのためには、肉体の衰えを心配するだけではなく、脳を若く保っていく必要があります。

そうなってくると、脳トレをやってみようと考えてしまうかもしれませんが、もっとも重要なことは、健康な脳を保っていくことです。

それには生活習慣病の予防が最優先すべきことでしょう。

高血圧症、糖尿病、脂質異常症があれば、まずはそれをきちんと治療していくことです。禁煙はもちろん、飲酒も抑えていかねばなりません。

そういった脳にいい健康状態を作り出してこそ、様々な方法で脳を刺激する趣味が活きてくるのです。

私は脳神経内科医として40年以上、認知症、脳卒中などの患者さんの治療や予防に関わってきました。

ここ10年くらいは脳トレブームが続き、メディアではいろいろなことが言われてきました。さまざまな方法が考えられ、流行してきたりしましたが、結局ダイエットと同じで、長続きせずその効果もはっきりしないのが本当のところです。

私は脳の健康を保つ上で、一番大切なことは、継続できる「何か」だと思っています。その「何か」は人それぞれです。これをやっていればいいということではありません。自分で見つける必要があるのです。

私自身60歳を過ぎてから、いままでまったくやったことがない新しいことに挑戦してきました。その試行錯誤を一冊の本にまとめてみました。もちろん今も続けていることもたくさんあります。

あなたの「何か」を見つける参考になれば、幸いです。

2024年4月吉日

医学博士
脳神経内科医　米山公啓

目次

第2章

脳を刺激する方法

第3章

脳を休ませる方法

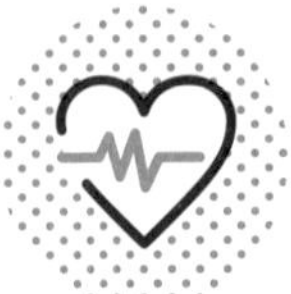

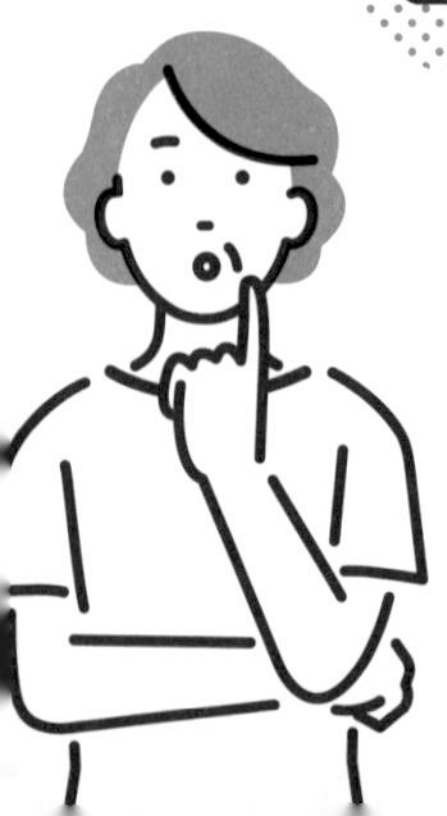

第4章

脳と思考方法

第5章

認知症にまつわる本当のこと

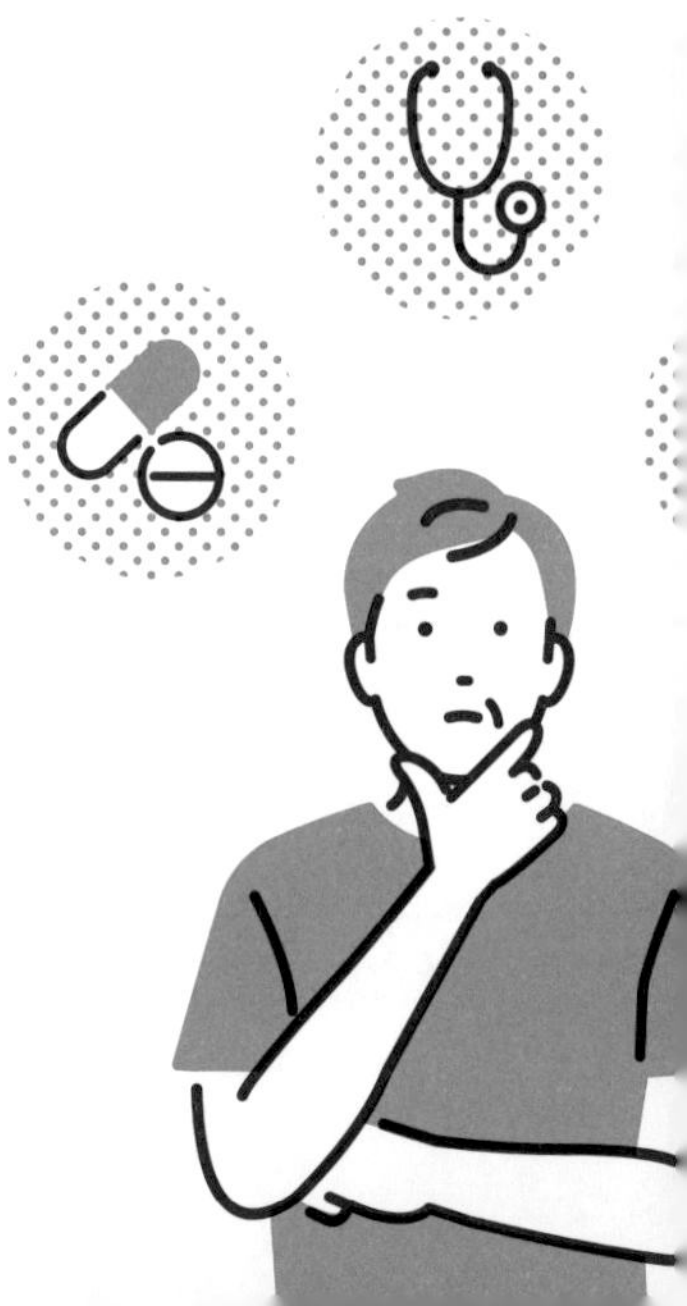

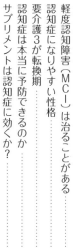

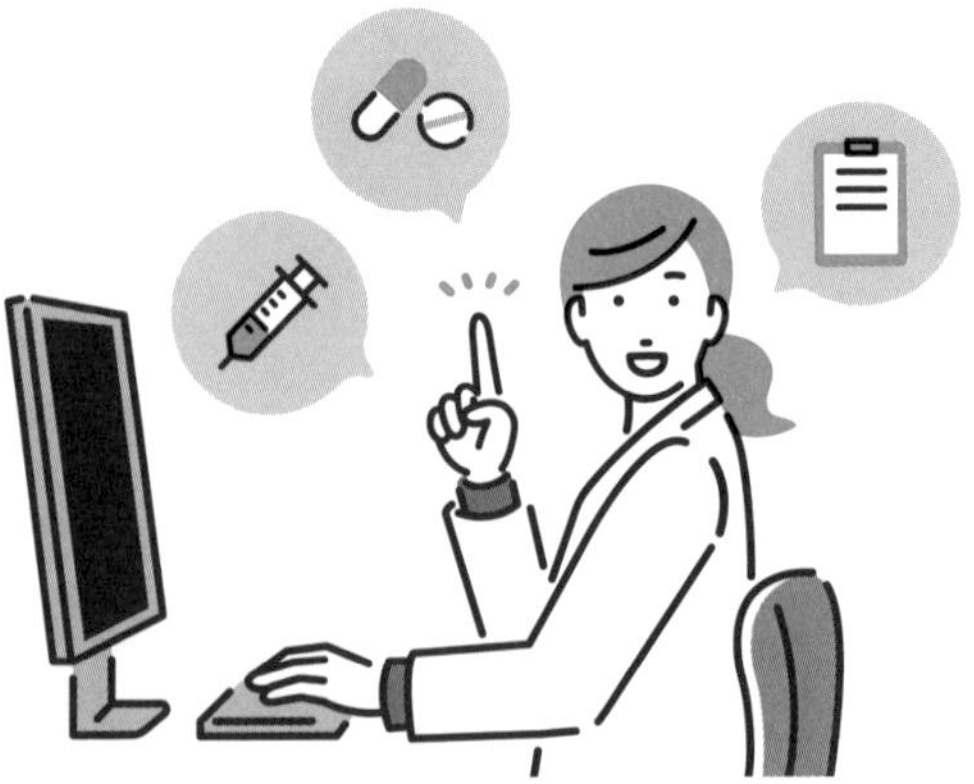

第1章

脳と生活習慣

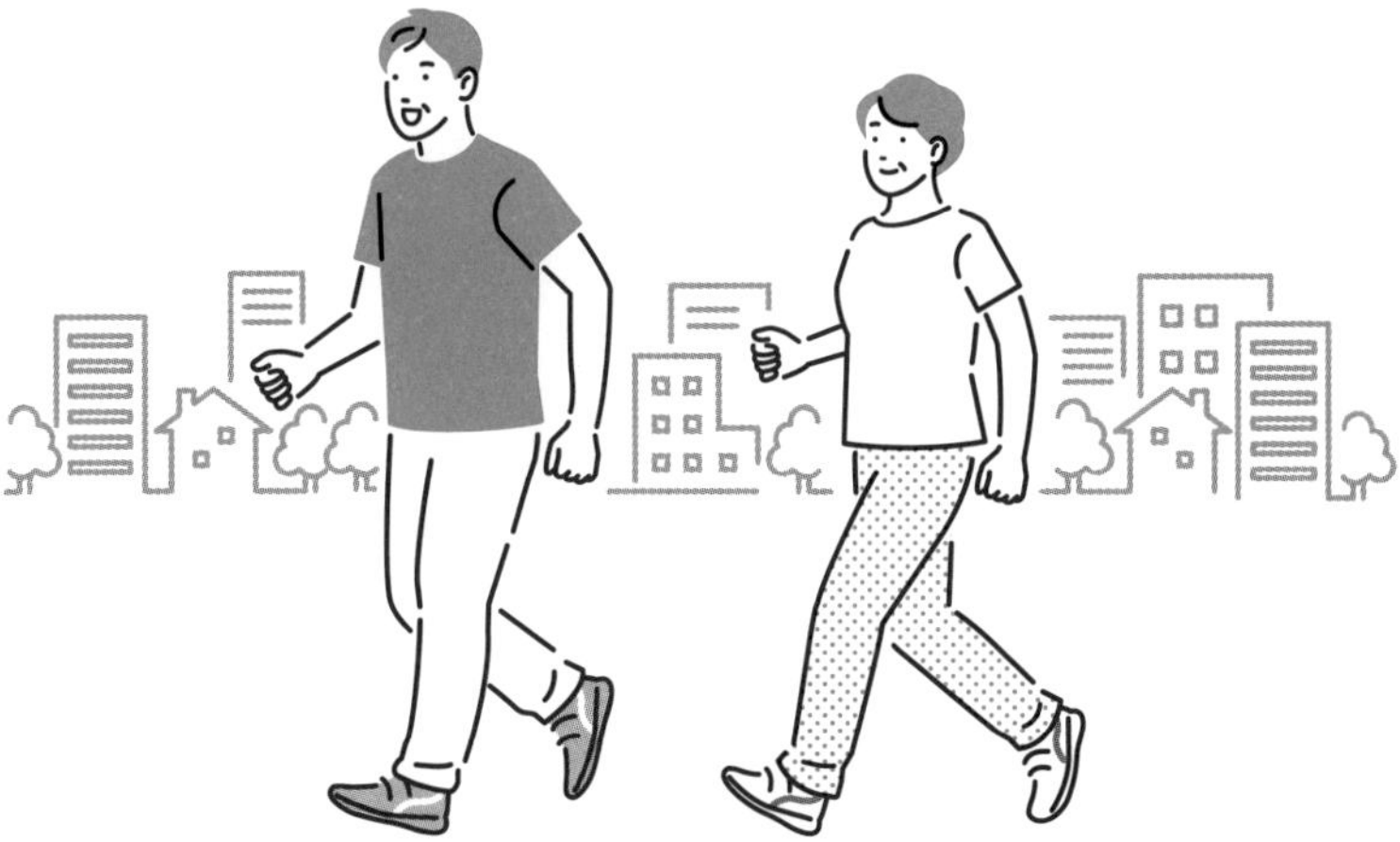

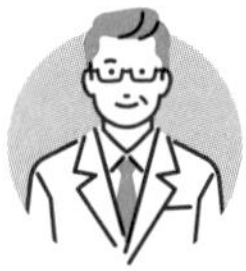

日常生活の様々な習慣が、脳に影響します。
しかし、それが悪いとわかっていても、嗜好品となるとなかなかやめられないものです。
それにはどう対処していけばいいのでしょうか。

嗜好品と
脳の関係

それでもタバコを吸う？

私が大学病院にいたとき、健康管理部という窓際部署においやられていました。

理由は、医局の都合ですが、この部署に来るとだいたい2年で大学病院をやめていくと言われていました。

1日の仕事は5人くらい人間ドックの患者さんを診れば終わりです。

人間あまりに暇になると仕事にいやけがさして、辞めたくなるという仕組みでした。

だから医局の連中も、どうせすぐに医局を辞めるだろうと思っていたでしょう。

しかし、私が医局にいながらエッセイを本にし始め、出版社からの依頼が非常に増えてきた時期だったので、これで大学にいながら小説が書けると実際にはしめしめと思っていたのです。

仲間の医局員たちは、「医局にいながら本なんか出すから教授ににらまれて、健康管理部に飛ばされてしまったんだろうな」とそんな思いで私を眺めていたはずです。

そんな中にあっても、自分なりに健康管理に対して何かをしたいという思いがありました。

ちょうどその頃、『ニコチンガム』という禁煙用のガムが医療用に発売されました。

今はドラッグストアで普通に買えますが、当時は医者が処方箋を書かないと、使えなかったのです。

健康管理部という部署は、教授から目が届かない治外法権のようなところで、自分たちでアイデアを出して好きなことができました。

別段禁煙に興味があったわけでもなかったのですが、禁煙ガムを使った禁煙教室をやろうと思いついたのです。

それを病院の医療事務に言うと、非常にいやがりました。

それは禁煙ガムを使った診療は自由診療なので、保険診療と一緒に自由診療をやったことがなかった病院側は院長を含め、いやがったわけです。

しかし、反対されるとさらにやりたくなる性格で、病院側をなんとか説得して、数ヵ月後にようやく禁煙教室を始めることができました。

そのことがなぜかＮＨＫの朝のニュースで流れてしまい、大騒ぎになったのです。

全国の禁煙をしたいという人から、電話がかかってきて、病院の電話がパンクしてしまったのでした。

私がニコチンガムを作ったかのように報道されてしまい、希望者が殺到しました。

一流企業の社長さんまでやって来て、真剣に禁煙をしたがったのです。

こんなことになるとは思ってもいませんでした。

そこでの禁煙成功率は50％くらいでした。

大学を辞めるまで、禁煙教室をやっていましたが、それは大学側からはまったく評価されることはありませんでした。

というより、病院の医者自体、まだまだ禁煙の必要性を真剣に考えていなかったのが、本当のところでしょう。

その後、『チャンピックス』という、まったく作用の違う禁煙補助薬が使われるようになって、保険診療で治療ができるようになっています。

禁煙指導を昔からやってきて思うのは、まったくやめる気のない人に禁煙指導は無駄ということです。

やめたいと思う人を助けることはできますが、タバコを吸うのは自分の自由だと思っている人への禁煙指導は無意味なのです。

私の診療所の外来に20歳から60歳の現在まで、1日にタバコを20本以上吸ってきた人が息切れを訴えてきたとき、その人の大変な思いをする未来が見えてきます。

70歳になる前に自宅には酸素を作る器械が必要になり、外に出るときには移動式の酸素ボンベをひっぱっていかないと苦しくなるだろうなとか。

いや、その前に肺がん、肝臓がんなどのなんらかのがんを発症する可能性が高くなってしまうだろうというような思いです。

さらに、血圧も高いので、5年以内に解離性動脈瘤で一瞬にして亡くなってしまうかもしれない、そんな心配さえします。

だからこそ、タバコをやめるべきだと言うのですが、医者の見ている未来と、患者さんの思う「たぶん大丈夫」の未来はまったく違うので、言うことを聞いてくれません。

40年以上医者として働いてくると、患者さんの未来が、患者さんの生活習慣で、ある程度推測できるようになります。

タバコに能率アップ効果はない

喫煙は多くの病気の危険因子です。最近の日本の疫学的な調査でも、喫煙者は寿命が10年短くなると報告されています。

こういった報告は、海外ではすでにあったのですが、日本でようやく、きちんとした疫学的な判断が下されたとも言えるでしょう。

もちろん喫煙は認知症の危険因子です。しかし、喫煙者は「タバコを吸わないと仕事の効率が落ちる」とか、「ストレスを発散するにはタバコはどうしても必要だ」というような言い方をします。

タバコを吸うと能率が上がるように考えてしまいますが、研究によれば、タバコを吸うほうが脳の回転が悪くなって、仕事の効率が落ちてしまうのです。

ニコチン依存という考え方があり、ニコチンの血中濃度が下がってくるとタバコを吸いたくなります。軽いタバコだから大丈夫と思っても、実際には、軽いタバコというのは燃焼温度を上げて体内に入るタールなどを減らそうというものです。

軽いタバコであっても、何度も深く吸い込みます。それによりニコチンの血中濃度を保とうとするので、軽いタバコであろうと、同じようなタールの量やニコチンを吸うことになるのです。海外では「ライト」や「マイルド」という言葉をタバコにつけてはいけないことになっています。喫煙が健康を害するということを曖昧にしてしまうからです。

タバコを吸うことにより、脳へ行く酸素も減るので、脳は常に低酸素にさらされることになり、長くこれが続けばダメージになっていきます。

いろいろな健康法や脳を活性化する方法があるにしても、タバコを吸っていればそれをやる意味がなくなってしまいます。

タバコは脳を萎縮させる

健康診断（自治体が行う特定健診）を受けに来ている人が喫煙者だとわかると、ここでいろいろ検査をする前に、まずは禁煙をするべきだろうと思うものです。

しかし、受診にきた人は、血液検査をして検査結果に異常がないという安心感を得たい願望が強いのです。

喫煙によって血液に異常が出るようであれば、禁煙をすすめやすくなりますが、なかなかそういうことにはなりません。

喫煙は脳に悪影響を出します。しかし、脳にどんな影響が出ているのかは、普通の検診ではわかりません。例えＭＲＩで脳を検査しても、初期の段階では、何も変化の出ない可能性が高いのです。

喫煙によって血液検査や脳のＭＲＩにすぐに影響は出ません。出るときはすでに病気の症状です。

喫煙者は認知症になるリスクが非喫煙者より高くなります。1日41本以上だと2倍以上のリスクになります。

喫煙によって脳が萎縮するからです。タバコを吸うと脳の神経細胞が減って、脳は縮んでいくのです。そのスピードは喫煙することで早まり、喫煙者の脳は10歳くらい早く歳を取っていきます。60歳で喫煙者なら脳はすでに70歳の脳になっているのです。

歳を取ることが、認知症の大きなリスクですから、老化を早めてしまう喫煙がいかに認知症の発症に影響するかわかります。

脳にいい生活とは、脳にダメージを与えない生活ということです。

喫煙は毎日脳に僅かなダメーシを与えていき、気が付いたときには認知症ということになりかねないのです。

ぼけたくないなら、脳ドックを受けるより、まずは禁煙なのです。

ただ私は、80歳を過ぎていれば、喫煙というリスクに強い脳ということで、そこで禁煙をする必要はないと思います。

せめて50歳までには完全禁煙をすべきだと思います。

禁煙方法のひとつに前述した『チャンピックス』という薬を使ってするものがあります。

確かにこの薬を飲むとタバコを吸っても気持ちがよくならないので、次第に喫煙することに意味を感じなくなります。それでタバコがやめられるのです。

ただそれでも、まずは自分で禁煙をするという決意が必要です。それがなければ、いくら薬で禁煙しても成功はしません。

もっとも重要なことは、「禁煙すべきだ」とアドバイスする人が周囲にいることです。

60歳を過ぎた喫煙者に禁煙をさせるのは非常に難しいので、医者もいちいち禁煙の注意をしなくなります。つまり周囲もあなたの喫煙に興味を持たなくなって、だれもタバコは止めるべきだと言う人がいなくなっていくのです。

「今日から禁煙しましょう」と言うだけで、禁煙できる人が1割くらいいます。

人は楽観的にできています。いくら医学的な事実を知って、それを理解できたとしても、健康のために禁煙することは難しいものです。

喫煙は嗜好品で、個人の自由だという意見もあります。ただ認知症などの病気を発症すれば、周囲の助け、社会の助けが必要になります。

だから喫煙は個人の問題ではなくなってしまいます。

ぼけたくないと思うなら、まずは禁煙です。

それでも酒を飲む？

スポーツ中継をテレビで見ていると、やたらにビールのCMが流れます。メインスポンサーであることが多いので当然のことでしょう。しかし、スポーツと飲酒は健康という視点からは対立する関係です。

スポーツ中継を見ている人は、そんなことを意識せずにテレビを見ているのでしょうが、そこが大きな問題なのです。

テレビCMの影響で無意識のまま、いつもより多く飲酒するという行動が起きてしまうからです。事実、禁酒を一所懸命している人が、テレビでお酒のCMが流れると、非常に不愉快になると言ってました。

これは日本のテレビというものが、健康に無頓着であると言えます。さらに知性的と思われるタレントも、ビールのCMにたくさん出ています。

ああいうタレントを見ていると、自分たちが、酒を飲むシーンを見て、どれほどアルコールの消費量を増やし、その結果病気を増やしているという意識などないのだろうなと思ってしまいます。

「私はアルコール飲料のＣＭには出ません」そんな俳優やタレントが出てくることを期待しますが、今はそのＣＭに出ることが一流の俳優やタレントだと思っているようにしか見えません。それは知性でもなんでもないのです。

私たちは医学的な情報を週刊誌やテレビから知ることが多いものです。

しかし、残念ながらテレビも週刊誌も、広告があり、企業となんらかの関わりを持ちます。

だからスポンサーに不利な情報を、テレビが番組で流すことはまずありません。

もっとわかりやすく言えば、喫煙の害や酒の害を医学的にきちんと説明する番組は作りません。

実際に私が健康番組に出ていたときも、ビールの飲み過ぎはよくないといったコメントは削除されてしまいました。

むしろもっと酒やビールを飲みたくなるようなＣＭばかりが流れていますし、ＪＴ（日本たばこ産業株式会社）もイメージ広告を流しています。

酒がなければ人生がつまらないと思う人も多いでしょうし、多少ならいいと思っているかもしれません。

アルコールというのは、本来からだにとって異物です。それを代謝するために進化の過程で分解酵素ができあがってきたのです。

それが「アルコールデヒドロゲナーゼ」という酵素です。

この酵素は、アルコールを分解していきますが、その途中で二日酔いの原因であるアセトアルデヒドを生じます。それを分解するのが「ＡＬＤＨ２（2型アルデヒド脱水素酵素）」です。

だからこの酵素がないお酒が飲めない人は、アルコールを速やかに分解できないので、からだに悪いということになります。

年齢と共に、アルコールの分解機能も低下し、年と共に飲めなくなってしまうのが普通なのです。

以前は酒が飲める人が適量を飲めば、まったく飲まないよりからだにいいと言われていました。

これはあくまで酒が飲める人というのが前提で、酒が飲めない人、いわゆるアルコールを分解する酵素を持っていない人は、アルコールはからだにとって毒なのです。

さらに最新の研究では、アルコールに適量はないという研究結果が出ています。

つまり飲める人も適量は存在せず、酒の量が増えるほど、病気による死亡率が上がっていくということです。

その一方で日本の研究では、適量のアルコール摂取量として1日ビール中瓶1本、日本酒1合くらい飲む人は、まったく飲まない人より、認知症の発症が下がるという報告があります。

しかし、こういった飲酒の疫学データは、アンケート調査であり、かなりバイアスがかかりやすい研究です。

きちんと毎日飲む酒の量を量ることは不可能ですから、かなり疫学調査の信頼度は低くなると考えるべきです。

結論からすれば、大量飲酒は認知症のリスクになり、長期のアルコール摂取によって脳は萎縮していきます。

それでも一方では適量のアルコールは様々な病気のリスクを下げるというものがあるのも事実です。

こういった嗜好品の研究は、メーカー側の思惑も影響します。

非常に客観的な研究をすることが難しいと考えておくべきでしょう。

適量の飲酒がからだにいいとして、飲める人が1日ビール中瓶1本で終わるでしょうか。

そこが大きな問題です。酒の量が増えてしまえば間違いなく認知症のリスクです。

飲酒の量をきちんとコントロールして飲める人は、なかなかいないものです。

さんざん飲んできて、もう今は寝酒1杯だけという感じになれば可能かもしれません。

働き盛りの40歳から50歳の大量飲酒はやはりリスクがあり、その危険を冒すチャンスを減らすべきではないでしょうか。

喫煙と同じで、酒は脳に影響があって、認知症のリスクですよと言っても、それによって禁酒することはまずないでしょう。

また脳への影響で有名なものは、脳の萎縮です。1日2合以上の飲酒によって、健康な人より脳萎縮が進むことがわかっています。

お酒を飲み過ぎると10年早く脳萎縮が進行するという報告もあります。しかし、禁酒をすると脳萎縮が改善するのです。

飲酒と健康を考えるなら、お酒は日本酒換算で1日1合（ビールなら中瓶1本、ワインならグラス2杯）程度までに控えておくことが死亡率を上げないギリギリのところです。

普通に飲める人がビール中瓶1本で終わるかということが現実的な問題でしょう。

お酒が飲める人だけの研究データは、あくまでも飲酒量が増えると死亡率が上がっていく、ここは事実と考えるべきです。

寝る前の水1杯に意味がある？

まずは水について考えましょう。

水道水とミネラルウォーターはどっちが安全性が高いと思いますか？

水道水の安全基準は、水道法で決められ、細菌の有無や成分基準値について51のチェック項目があります。

ミネラルウォーターの安全基準は食品衛生法です。チェック項目は殺菌・除菌工程有りの場合39項目、なしの場合14項目と水道法よりも少なくなっています。

基準が違うので、どちらが安全と言い切れませんが、少なくとも氷を作る場合は、長く置くので塩素が入った水道水が、細菌が増えにくく安全と言えるでしょう。

またペットボトルのお茶の場合、工場の地下水を使用し、イオン交換処理などで溶け込んでいるミネラル成分などを電気的に吸着除去した「純水」を使っています。

枕元に置いておくことを考えると、塩素が入った水道水のほうが、細菌が増えにくいので、安全だと言えるでしょう。

寝る前の水は「宝水」と言って、寝ている間に失われる水分の補給になるから、健康のためになると言われています。

寝る前の水1杯は意味があると言われている割には、信頼がおける医学論文などがありません。

つまり、寝る前の水1杯がからだにいいとは、それが都市伝説なのか、科学的に正しいのかわからないのです。

確かに、寝ている間に発汗や代謝によって水が失われますから、血液の粘性が上がって脳梗塞や心筋梗塞を起こしやすくなるように思えます。

しかし、実際には脳梗塞が起こる時間帯は午前6時から12時の間です。

心筋梗塞は午前8時～10時頃と、20時～22時頃が多いとされます。

血液がドロドロになっている夜中に、たくさん起きているわけではないのです。

これから考えれば、脳梗塞や心筋梗塞の予防のために飲む寝る前の水1杯は、医学的な意味はないということになります。

脳梗塞になれば認知症を発症する可能性もあるので、寝る前の水1杯はぼけ予防につながるように思えます。

しかし、前述したように、脳梗塞の発症時期と、寝る前の水1杯は関係ないので、寝る前に水

1杯飲めばぼけ予防ということにはならないでしょう。

歳を取ってくると、喉が渇いたという感覚が薄れてきます。だから水を飲む回数が減って、脱水になりやすくなるのです。

熱中症で意識がなくなるほど重症だと、自分で水が飲めないので、水分補給ができなくなって病院へ行くしかないのです。

つまり私たちが健康であれば、喉が渇いて水を飲むという生理的なからだの働きがあります。だから寝る前の一杯の水というより、夜中に喉が渇いたら水を飲む、それでいいわけです。

それでも、厚労省に至っては、「健康のため水を飲もう」推進委員会などを作って、やたらに水分を補給させせようとしています。

これが医学的にどこまで意味のあることかわかりません。

厚労省が行うことが必ずしも、科学的、医学的に正しい、あるいは理由が証明されているとは限りません。

特定健診は、医療費削減のために始まった自治体が行っている検診ですが、これによって医療費が削減できた事実はありません。

むしろ病気が早く見つかって、医療費が増える可能性のほうが高いように思います。

ネットやテレビなどの情報をそのまま正しいものだと信じることは危険なことです。寝る前の水1杯も、医学的でも科学的でもない話ですが、スポンサーのあるネット情報の氾濫によって、なんとなく信じてしまう危険があります。

寝る前に1杯の水ではなく、喉が渇いたら1杯の水でいいのです。もちろん高齢者や認知症の患者さんでは、さきほど言いましたが、時間を決めて定期的な水分補給は必要です。その場合は、寝る前の1杯ではとても足りません。時間給水といって、時間を見て定期的に水分補給するほうが安全です。

コーヒーと脳

日常の食習慣で認知症の予防ができれば、なんともありがたいことです。コーヒーと健康に関して、ほとんどポジティブなデータが多いので驚きです。コーヒーには赤ワインに匹敵する量のポリフェノールが含まれています。ポリフェノールはいろいろな種類がありますが、抗酸化物質で動脈硬化の予防にも有効です。

コーヒーを1日2杯以上飲む女性は、紫外線による顔のシミが少ないという実験結果があります。

また、2015年5月に、国立がん研究センター予防研究グループは習慣的にコーヒーを飲む人は、心臓病、脳卒中、呼吸器疾患による死亡リスクが低下するという報告をしています。

さらに大腸がんや肝がんの予防、2型糖尿病の血糖値の改善、肥満防止などが報告されています。

認知症とコーヒーの関係はどうでしょうか。

オランダ国立公衆衛生環境研究所の研究では、コーヒーを飲む人のほうが飲まない人より認知機能の低下が少ないという報告をしています。

この研究は10年間追跡し、MMSE（短期記憶や物忘れの程度をチェックするもの）で、コーヒーを飲む人はMMSEが平均1・2ポイント低下したのに対して、飲まない人は1・4ポイント低下しました。

また、コーヒーを1日3杯飲む人の低下がもっとも少なく0・6ポイントでした。これはコーヒーを飲まない人と比べると4・3倍になります。

緑茶ではどうでしょうか。東北大学医学部の社会医学講座公衆衛生学分野の栗山博士の研究グループが行った試験では、緑茶を1日2杯以上飲めば認知障害のリスクがもっとも低くなったとしています。

これは追跡調査ではないので、疫学的には信頼度は低くなります。

コーヒーやお茶は、単に薬理学的に有効ということだけではないように思います。重要なことは、だれとどう飲むかではないでしょうか。

カフェで壁を見ながら1人で飲むのと、友人たちとワイワイやりながら飲むのでは、脳への影響が変わってくるはずです。

いやな上司とコーヒーを飲んだら、どう考えても脳にいいわけがありません。

会話自体が脳を刺激します。つまり、コーヒーであろうとお茶であろうと、人と会話する時間をゆったり持てることも重要な意味があるのではないでしょうか。

睡眠は脳を活性化させる

患者さんであるご高齢のお母さんとその娘さんが、一緒に診察室に入ってきて、「先生、ちっとも眠れないんですよ」と患者さんが言います。

すると後ろに立っていた娘さんが笑顔で手を横に振って、小声で「寝てますよ」と言うのです。

睡眠というものの客観的な評価の難しさです。不眠はあくまで個人の見解です。

大人数の睡眠時間を測ることは難しいので厚労省が行っている調査は、アンケート調査です。となってくれば、自己申告の睡眠時間というのがいかに信頼できないものかわかります。というのも、「睡眠不足」であることが、睡眠をビジネスにしている人たちにとって重要だからです。

日本人は先進国の中で睡眠が足りないというような統計は、自分たちの仕事にぜひ必要なデータだからです。

どうしてもそういった情報が発信されやすいですから、多くの人は睡眠不足だと思ってしまうのです。

なんとかいい睡眠をとりたい、もっと睡眠時間を延ばす方法はないのかと、睡眠関連の商品に思わず手を伸ばしてしまうというわけです。

不眠は、健康食品、医薬品、寝具メーカーなど様々な業種が取り囲む大きなビジネスマーケットです。

最近ではアップルウォッチのような腕時計型の記録装置に内蔵された加速度センサーで、睡眠パターンの分析ができるようになってきました。

アンケート調査よりは信用できそうですが、そもそも、何時間寝ればいいのかという本質的な問題はわかっていません。

人により、年齢によって適正な睡眠時間は違うということしか言えないのです。

それにも関わらず、メディアの影響で「睡眠時間が短い」「いい睡眠がとれていない」という、一億総不眠症とでも言えそうな感じなのです。

高齢になると深い睡眠に落ちないので、熟眠感が得られません。

睡眠時間は短くなって、浅い睡眠となれば、当然いくら寝ても寝た気がしないということになります。

高齢者はあまりしっかり寝なくてよくなっていると考えるべきなのです。

そこを理解できないと、いつまでも不眠だと信じ込んでしまいます。

認知症の初期症状に不眠があるという言い方をしますが、高齢者に多い認知症ですから、その訴えが病気のためか、年齢のためか区別はできません。

短時間でもしっかり眠ればいいのです。短い睡眠時間でも昼間眠くなければまったく問題ないのです。

眠れないのは普通のことだと、もっと気楽に接していくべきです。

睡眠中、脳はどうなっている

睡眠というのは脳を休ませる時間だと思ってしまいますが、実は脳は休んでいるときもありますが、脳を活性化させたり、記憶の整理をしたり、非常に重要な時間なのです。

いい睡眠、深い睡眠をとりましょうというのは、睡眠と脳の関係を無視した、勝手な思惑というものです。

ヒトの睡眠にはノンレム睡眠とレム睡眠の二つがあります。

レム睡眠は“Rapid Eye Movement”（眠っているときに眼球が素早く動くこと、ＲＥＭ）からレム睡眠と呼ばれています。

典型的な睡眠パターンは寝てすぐに90分ほど深いノンレム睡眠が続き、その後約90分周期でレム睡眠とノンレム睡眠が繰り返し出現します。

レム睡眠は睡眠の後半から起床前にかけて増え、この時間帯は心身ともに起きる準備状態となります。

ノンレム睡眠では大脳皮質を集中的に休ませます。筋肉はそれほど緩んでいません。

レム睡眠では主にからだを休めており、筋肉が弛緩しています。

夢を見るのは主にレム睡眠中です。またレム睡眠中は自律神経系が交感神経優位となり、血圧や脈拍が変動しやすい状態となります。

京都大学が行った、マウスの脳内の微小環境を直接観察した研究によれば、レム睡眠中に、大脳皮質の毛細血管へ赤血球がたくさん流れ込んでいることがわかりました。

つまりレム睡眠中には大脳皮質で活発に物質交換が行われ、脳がリフレッシュされていると考えられるのです。

レム睡眠が不足すると、大脳皮質での活発な物質交換がうまくできなくなって、これが認知症の発症に関係しているのかもしれないのです。

睡眠中に脳は記憶の定着を行っています。つまり忘れない記憶に変化させているのです。前日起きたことで重要なことを忘れない記憶に変換しています。

だから眠らないと記憶力が落ちたように思えるわけです。

徹夜で試験会場に臨むより、ある程度勉強して寝てしまったほうが、試験のときに憶えていることは多くなるわけです。

認知症の初期の症状に不眠がありますが、これは睡眠が足りなくなって、脳にダメージを与えている結果なのかもしれません。

普段からよい睡眠をとることで、脳を守っていく必要があります。

睡眠薬はぼけるか

不眠の解決策として、睡眠薬がよく使われます。

患者さんは「できるだけ睡眠薬は飲まないようにしているんですよ」と言うことが多く、睡眠薬は悪というイメージがあるようです。長く飲むとからだに悪い、ぼけるという心配をしつつ飲んでいるのが現実でしょう。

睡眠薬は飲んで数時間は、寝ぼけたような現象を引き起こすことがあります。自分のやったことを憶えていなかったりします。転倒して骨折ということも起きます。

だからといって、睡眠薬を飲むとぼけやすくなるというわけではありません。認知機能の低下が起こると指摘されますが、認知症になりやすくなるのとは別の話です。

認知機能が低下する前に不眠を訴えることも多いので、そこで睡眠薬を出した結果が、睡眠薬を飲むとぼけやすくなるということになりかねません。

睡眠学会のガイドラインでは、睡眠薬の使用をさけて、薬以外の不眠治療、例えば規則的な生活をする、日中陽にあたるなどと言いますが、長年高齢者の患者さんを診てくると、そういったことが非現実的であり、まったく個人の生活環境を無視した理想論でしかないと思うばかりです。高齢者の1人での生活は、大変な苦労が多く、そんなのんびりした生活などできないのが現実です。それを無視した治療方針自体がおかしいと私は思っています。

さらに困ったことに今主流として使われているベンゾジアゼピン系の睡眠薬は依存性の危険があります。つまり飲まないと眠れないということになってきます。

睡眠薬は大きく分けて3種類（ベンゾジアゼピン受容体作動薬、メラトニン受容体作動薬、オレキシン受容体拮抗薬）あります。

メラトニン受容体作動薬、オレキシン受容体拮抗薬は2010年以降の新しい薬です。日本ではまだまだベンゾジアゼピン系の薬が主流です。

昔のように長く効く薬は減って、だいたい効果は3時間くらいです。だから睡眠薬を飲んでも中途覚醒が起こるのはしかたのないことです。

認知症のリスクとして現在はどう考えられているでしょうか。

フランスの平均78歳の住民1000人以上を対象にした調査では、睡眠薬を服薬していた高齢者では4・8％、服用していなかった高齢者では3・2％が認知症を発症して、睡眠薬を長期に飲んでいると1・5倍のリスクがあったとしています。

ところが、同じような他の調査では睡眠薬は認知症のリスクを高めないとするものもあります。今のところ、睡眠薬と認知症の関係はまだはっきりしていないのです。

睡眠不足や不眠症が認知症のリスクを高めるという信頼度の高い調査があります。

だから、認知症を心配するなら、きちんと睡眠をとるほうが重要になってきます。

不眠の治療には薬物以外もありますが、薬物以外で高齢者が不眠を治すことはかなり難しいように思います。

外来で、「睡眠薬の使用はできるだけ避けたほうがいいです」というアドバイスは、飲もうかどうか迷ってしまい、飲みたいけれどできるだけ飲まないようにしようというストレスを作り出してしまいます。

もちろん薬は飲まないほうがいいわけですが、現実の生活はそう簡単に解決できない問題ばかりです。

だから余計なことを考えずに、「睡眠薬を飲んで大丈夫ですよ」と私は説明しています。しっかり眠ることのほうが重要だからです。

逆に睡眠薬で眠れるならそのほうがずっと幸福なのです。

確かに、日本ではベンゾジアゼピン系の睡眠薬が過剰に使われているのも事実です。最近、依存性の少ないオレキシン拮抗薬と呼ばれるデエビゴ、ベルソムラという薬が使われるようになっています。まだ動物実験の段階ですが、デエビゴはレム睡眠を増やすので、脳の老化を防ぐ可能性が出てきました。

だから睡眠薬を長期的に使うならオレキシン拮抗薬がよいでしょう。ところが長い間ベンゾジアゼピン系を使い慣れてくると、なかなかオレキシン系の薬に切り替えが難しいようです。

ただ何度か切り替えのトライをすべきでしょう。

認知症のリスクを少しでも下げるためにもオレキシン拮抗薬の睡眠薬を使ってみましょう。

昼寝も寝方で危ない

医学研究というのは、なかなか真実が見えません。

というのも、研究の仕方でいろいろな結果が出てしまうことが多いからです。

「科学とは再現性があること」これが非常に大切なのです。

つまりだれがやっても同じ結果になる。これこそが科学なのですが、医学はなかなかそういきません。

同じ病気であっても、ある医者が手術をしたらうまくいき、ある医者がやったら失敗となることがあります。

この場合、同じ病気といっても年齢や病気の進み具合も違うので、まったく同じ病気を診るということは、医学上はあり得ないわけです。

だからこそ、医学ではなかなか結論が出せないのです。

さらに医学が進歩することで、治療が180度変わってしまうこともあります。

私が医師国家試験を受験した頃、急性心筋梗塞ではニトログリセリンを使うことは禁忌でした。ところが今は、一部例外を除き積極的に使用します。

治療がまったく逆になってしまうことが、少なくないのです。

つまり医学の真実とはその時代の真実ということになります。

脚気論争では、科学的な視点だけではなく、陸軍と海軍の対立がありました。脚気は麦飯を食べれば防げることを海軍は証明していましたが、陸軍の最高位の医者であった森鴎外は、その事実を死ぬまで受け入れなかったのです。そのために多くの人が戦争でなく脚気で死んでいます。

今でも、○○大学医学部が出してきた研究は受け入れられないなどの、とても科学とは関係のないレベルで、医学研究が行われていることもあります。

それが日本の医学研究の実態です。だからこそなかなか日本全体の医学部で同じ研究をして、独自の結論を出す、あるいは世界基準になるガイドラインを作ることすらできないのです。

睡眠なども、それを研究する人の様々な立場で結果も変わってきてしまうものです。

睡眠は年齢で変化することは前述しましたが、実は昼寝の時間も年齢で変化してきます。高齢者は年齢が上がると、昼寝時間が延び、頻度も増えていきます。

それを前提に調査しないと、昼寝時間が増えれば認知症が増えるということになってしまいます。

睡眠研究は時間もお金もかかるので、なかなか信頼性の高いものがやりにくいのです。

つまり、脳の働きをモニターしながら睡眠がとれる場所というものが、医学部であっても多くはありません。だからもっとも精度の高い睡眠研究は、なかなかできないのです。

それでも多くの調査はあります。ある研究では60分以内の昼寝はアルツハイマー型認知症のリスクを下げたが、60分以上の昼寝はリスクを高めたという報告があります。

またアメリカで２５００人の高齢者を対象にした研究では、昼寝の時間が長いほど記憶力の低下が認められたとしています。

どうも長めの昼寝は脳にとってよくないようです。

さらに、研究精度を上げた研究があります。腕時計型の活動量を測る器械をつけて、その活動量から昼寝をしていたかどうかなどを調べた結果があります。

その結果、初回評価時点の昼寝時間が長い人は、アルツハイマー型認知症の発症リスクが高くなりました。

具体的には、1日に1時間以上の昼寝をする人のアルツハイマー型認知症の発症リスクは、昼寝時間が1時間未満の人の1・4倍でした。

どうも昼寝はその時間が重要ということです。昼寝は30分間くらいが脳にとってはベストのようです。

昼寝が認知症のリスクを抑える以外にも、いろいろメリットがあります。

30~90分昼寝した人は、昼寝しなかった人や90分以上寝た人より、言葉の想起がよくなるという報告があります。つまり昼寝によって記憶力がよくなるということです。

また、昼寝は記憶力以外に、判断力・計算力などの認知機能を向上させる効果も認められています。

仕事をしている人なら、途中で昼寝をすると、脳がリフレッシュすることで集中力が上がり、午後の仕事にもよい結果を生みます。

忙しいときに昼寝をすれば、脳が落ち着きストレスの蓄積を防いでくれます。忙しいと時間に追われるのではなく、むしろ積極的に昼寝をしたほうが、仕事の効率が上がるわけです。日常の生活の中にうまく昼寝を取り入れることが脳を活性化させることになります。

睡眠研究は腕時計型の加速度センサーを使った調査ができるようになって、以前より精度も対象患者さんの数も増やすことが可能です。

もう少しすればもっと信頼度の高い研究結果が出てくるはずです。

肥満と脳

ぼけたくなければやせなさいは正しい?

生活習慣病の中でダイエットが一番難しい問題です。

現代のように食べるものがすぐにコンビニで24時間手に入る状況では、食べることは一番簡単な欲求を満たす行動です。

食べることで、脳の報酬系と呼ばれる部分でドーパミンが分泌され、さらにおいしいものを食べたいと思わせるのです。

食欲を満たすということだけであれば、食べることへの欲求はそれほど強くないかもしれません。しかし、これだけグルメの時代になると、おいしい物を食べることがステイタスだったり、SNSにあげてその店が有名になったりと別の要素もでてきます。ますます食べることの意味は本能の欲求とは違う、様々な欲望を満たす行動になっています。

だからこそダイエットはさらに難しくなってきました。

喫煙、飲酒、肥満のこの3つは、病気の原因になるとわかっていてもなかなか改善できないものです。

高血圧症や糖尿病は薬を飲めば、治療は可能ですが、肥満は薬を飲んですぐに治すというわけにはいかないのです。

人間はからだに悪いとわかっていても、そのために禁煙やダイエットはしないものです。ダイエット本がたくさん出ているのも、決め手がないということの証です。結局リバウンドして元の体重にもどってしまうことが多いのです。

とくにダイエットは、普段の食事制限をしない限り長期的にはやせることはできません。

医学的な視点から見ると、中年期の肥満は認知症の危険因子と言われています。

肥満は15年後の認知症のリスクを高め、体重コントロールが認知症の発症リスクを減少させるという研究があります。

65歳以上で体格指数（ＢＭＩ）が高く「肥満」と判定された人は、「正常」の範囲内にある人に比べ、認知症のリスクが3割以上増加し、女性ではとくにリスクが高くなります。

肥満により、脂肪細胞で作られている生理活性物質であるサイトカインの分泌異常が起き、脳卒中や糖尿病を引き起こし、認知症のリスクを間接的に高めている可能性があると考えられています。

さらに、体脂肪が過剰にたまると、脳内にアミロイドタンパクが過剰に産生され、認知症のリスクを高めていくのです。肥満の人の脳では新しい神経経路ができにくくなっていることもわかっていて、結果的に認知症のリスクが上がっていくわけです。

その一方で、ウォーキングなどの運動が、脳機能を改善するのに役立つことが明らかになっています。

運動により脳のインスリン感受性が高まり、脳機能が改善します。運動は気分と認知力を高めるだけでなく、糖尿病のリスクを減らすのです。

減量すると記憶能力は改善することが研究で証明されています。

このように肥満は認知症のリスクとして考えられてきました。

しかし、一方ではまったく逆の報告もあります。高齢期の肥満は認知症の発症を防ぐ可能性があるという報告です。「肥満パラドックス」（パラドックス＝逆説的な事象）と呼ばれています。

それにはアルツハイマー型認知症における最大の遺伝子的な危険因子であるアポリポタンパクE（APOE）遺伝子の遺伝子多型が関係します。

多くの人が持つE3多型に比べて、E4多型はアルツハイマー型認知症になりやすくなります。

Ｅ２多型はアルツハイマー型認知症になりにくいことが知られています。

ＢＭＩが30以上だった人を肥満として定義し、認知機能の変化や認知症発症との関係性を解析した結果、初老期（80歳もしくは75歳以下）では肥満が進むほど認知機能が低下します。

一方、アルツハイマー型認知症になりやすいＥ４保因者では肥満によって認知症のリスクが軽減されていました。その作用にはアミロイドβやタウなどの蓄積低下が関連すると考えられています。

こうなってくると一概に、やせないとぼけやすくなるという短絡的なことが言えなくなります。認知機能が低下して、食べ過ぎを意識できないから肥満の人に認知症が多いとも考えられます。

もっとも、はじめに述べたように、人の行動は理性的でも論理的でもないことが多く、とくに健康を維持するということが、すべてに優先するわけでもありません。

70歳を過ぎてから、認知症予防のためにダイエットをするというのは、楽しい食事の時間がストレスになってきます。

40歳代くらいであれば、長い人生と考えて、ちゃんとした健康管理でもいいと思いますが、多くの高齢者を診てくると、何も健康最優先でなくともいいのではないかと思うようになっています。

だから認知症予防の中では、ダイエットは最優先とは考えていません。

人生を楽しめなければ、生きていること自体に疑問を持ってしまいます。

医者はあらゆる年齢に対して、基準値に合わせようとしますが、それが人生の楽しみを奪うことになるとすれば、疑問に感じてしまいます。

もちろん、糖尿病、高血圧などがあれば、肥満もリスクのひとつで、健康的な生活の時間を短くする可能性が高くなります。

だから、少なくとも肥満だけが問題という人は、いくら認知症の予防につながるかもしれないとしても、最優先すべきことではないと思います。

ダイエットはまず成功しない

ダイエットはなかなかうまくいきません。短期間で体重減少が起きても、ほとんどの人がリバウンドで数ヵ月もすれば元の体重に戻ります。ダイエットの本当の目的は、1年後、2年後にやせたままでいられるかどうかです。それを成功させるには、食生活の意識革命を起こさないとダメなのです。

最近流行っているのが低糖質ダイエット（低炭水化物ダイエット）です。これは糖質を極端に抑えて、タンパク質や脂肪は好きなだけ食べていいというものです。糖質というのは甘い物だけでなく、からだの中で糖になる炭水化物であるご飯やパンを減らすということです。他のダイエット法に比べて、早く体重が落ちることもわかっています。このダイエット方法は、単に炭水化物を摂らないからやせるだけではないのです。

低糖質ダイエットは、タンパク質や脂肪を好きなだけ食べていいのです。しかし、好きなだけ食べていいと言われると、無制限には食べなくなります。人間の脳は、食べてはいけないと言われれば、食べたくなり、好きなように食べていいと言われると適度に食べてそれ以上は食べなくなります。ビュッフェスタイルのレストランで、食べ続けるということはないでしょう。それと同じなのです。

さらにご飯やパンを制限するので、一緒に食べる肉なども減ってしまうのです。結果として食べる量が減るのです。

私たちがいかに主食をたくさん食べてきたかということが、炭水化物の制限をしてみるとわかってきます。つまり、無意識のうちに食べていた物を、意識して食べるようになります。これが低糖質ダイエットのいいところではないでしょうか。

習慣となっている、食べるという行為を、ご飯を減らすことで、食生活そのものを意識し始めるのです。

つまり低糖質ダイエットは理性的、つまり大脳皮質の働きによってダイエットがうまくいくのです。

無意識に間食をしていたのに、間食はやめよう、たくさん食べていたご飯を、減らそうという気持ちになってくるのです。

食に対して意識革命が起きるのです。まさに脳を使った理性的なダイエットと言えるでしょう。

ストレスが脳を壊す

コロナ禍で、私もさすがに極度のストレスにさらされました。

開業医というものが、リスクの高い仕事とはあまり思っていませんでしたが、コロナ禍でまだ治療法もわからない時期、それに向かっていかなければならないのは、かなりのストレスでした。

むろん病院に勤務する医者はもっと極限状態にいたと思いますが、感染のリスクという意味では、開業医もあったのです。そもそも、感染症に対する対策など、ほとんど知らないのが現状でしたし、そんな訓練も受けていなかったのです。

感染症という病気は、現代医学では、王道ではなく、むしろ隅に追いやられていた病気とも言えます。とくに先進国の医者はすっかり感染症のリスクからは遠ざかっていたのが現実でした。

そこに突然新型コロナウイルスが出現したのです。

日本の防疫システムも弱いですし、それ以上に感染症の専門家はごくわずかしかいませんでした。

開業医にしてみれば、まったく未知の話であり、どう対処していっていいのかわかりませんし、十分に情報も入ってきません。

だから患者さんにどう接していけばいいのかもわからないまま、診療を続けたわけです。

無論医師会などからサポートやアドバイスが十分にあったわけではなく、試行錯誤状態でした。

そのときのストレスは、想像以上のもので、コロナワクチンを接種するだけで、打っている医者のほうも実は非常に緊張して、疲れ果てていました。

なので、コロナ禍の2年目には私自身かなりまいっていました。

こんなストレスの中でどう仕事をしていけばいいのかよくわかりませんでした。

医者の仕事がこれほどストレスの多いものとは思ってもいなかったのです。

そういったストレスに脳は非常に弱いのです。

その象徴的な例が心的外傷後ストレス障害（ＰＴＳＤ）です。

ＰＴＳＤはベトナム戦争後の退役軍人の研究によってよく知られるようになりました。

極限状態のストレスによって、不眠や小さな物音にもビクッとするような過覚醒状態、茫然自失、再体験、回避などの症状が出てきます。

そのＰＴＳＤの人の海馬に萎縮が見られたという報告が複数あります。海馬というのは、脳の中で記憶の保持、強化を司る場所です。海馬が萎縮するということは、記憶に関する機能不全が起こる可能性があることを意味します。

つまりストレスによって脳の一部が壊れてしまうということです、海馬は記憶に関係するところですから、常にストレスがかかるような状況では、強いストレスでなくとも脳にいい影響が出ないことになります。

心配事や不安を抱えた人にＭＣＩ（軽度認知障害）が多いという研究もあります。

ＭＣＩは認知症の一歩手前ですから、ストレス回避によって脳を守ることが、認知症の発症を抑えることになります。

ストレスを受けると、体内ではそれに対抗するために、副腎からコルチゾールというホルモンが分泌されます。コルチゾールはからだに必要なものですが、慢性的なストレスによってコルチゾールが過剰に分泌されると、海馬の神経細胞が破壊され、萎縮してしまうのです。

さらにストレスは脳の大脳皮質前頭前野というもっとも人間にとって高度な機能を持つ場所に影響を与え、精神機能を奪う可能性があることもわかっています。

前頭前野の感情を抑制する機能が作用しなくなり、強いストレスを感じると抑制できていた感情や衝動が爆発して、急な不安に襲われたりするようになります。

海馬同様に、前頭前野にある神経回路は日常のストレスや不安で刺激を受けやすく、前頭前野でストレスホルモンなどの神経伝達物質の濃度が上がると、神経細胞間の活動が低下して機能不全に陥るのです。

原因であるストレス自体が減れば神経伝達物質の分解酵素が働くので、前頭前野の神経回路は元に戻ります。ただ、慢性的に長期間ストレスを受けていると、前頭前野の神経細胞は壊れてしまうので、元にはもどらなくなります。

いかにストレスから解放されるかが重要な意味を持ってくるわけです。

私の場合、コロナ禍のストレスの多い時期、偶然時代小説の依頼が来たのです。今まで医学ミステリーは10冊以上、本を出していますが、時代小説はまったく書いたこともないものでした。有能で大ベテランの編集者のYさんのおかげで、1年掛かってようやく『看取り医　独庵』が完成しました。1750年前後を想定した江戸の医者が活躍する時代小説です。

昼間はコロナのワクチンをたくさん打って、疲労困憊でしたが、それでも深夜まで小説を書くことで、精神的なバランスを保っていたのです。

ストレスを発散する方法は人それぞれです。自分なりのストレス発散法を持っていることが結局は自分の脳を守っていくことになります。

ストレス回避の方法

心配や不安といったことは、からだや心に負担をかけます。それをストレスと一般的には呼んでいます。ストレスは生きている限りなくなることはありません。私たちはストレスとうまくつきあっていくしかないのです。

心的外傷後ストレス症候群（ＰＴＳＤ）で海馬が障害を受けることは前述しました。うつ病でも重症になってくると、海馬が障害され、治ってくると海馬の神経細胞が新生されることがわかっています。

いかに脳がストレスの影響を受けるかわかります。

楽観的で前向きな性格の人に認知症が少ないのは、ストレス回避が上手で、脳のストレス負担を減らせるからです。

一方で、軽度のストレスはむしろ脳を活性化させることができるメリットもあります。

つまり、仕事の締め切りがあるから、がんばろうとしますから、いつも以上の能力を発揮することができます。つまり、ストレスをうまく利用していけば、脳は活性化していくはずです。

それには、達成可能な目標設定が必要になります。あまりその目標が高ければストレスになりますし、低すぎれば、意欲がなくなってしまいます。

つまり仕事ができる人は、その目標設定が上手なのです。

脳にとって悪いストレスというのは、長く続くストレスです。自分で解決できない問題、例えば職場にいやな上司がいるというような場合は、なかなか短期間に解決する方法がありません。

持続するストレスこそが、脳をだめにしていくのです。

決断が下せない状態が長引くことが、脳への負担を増やすことにもなります。早く決断して答えを出すことが、ストレス回避の第一歩です。自分でどうにもならなければ、やはり友人、第三者など外からの力を借りるべきでしょう。そうすることをためらってはいけないのです。

ストレスをむしろうまく利用していくことが重要なのです。つまり、どうして自分だけこんなことになるのだと思うのではなく、それには何か理由があるからこうなったのだと問題解決に思考していくべきなのです。

それも、ストレスを乗り越えるひとつの方法なのです。

性格とストレス

私の友人となると、やはり医局にいた仲間ということになります。

開業医というのは狭い世界にいて、なかなか医療関係者以外の人間関係が作れないものです。私は作家業を30年くらいやってきたので、医療以外のいろいろな世界を見てきました。だから仲間の医者よりは、広い人間関係を持てていると思っています。

というのも、昔の医局の仲間、ほとんど開業医になっていますが、年に数回会うとき、そこでの話は医療関係以外の話にはまずならないのです。

ストレス回避の一番簡単な方法は、話をする、あるいは愚痴を言うことです。つまり愚痴を言えたり、本音を語れる仲間をどれだけ持っているかで、ストレス発散ができるかどうかになるのです。

医者の仲間では、自分の子供を医者にしたこと、インフルエンザワクチンをいくらで打っているとか、昔の教授は今何をしているとか、あくまで医療がらみの話になります。

新しい趣味を始めて、こんな面白い経験をしたとか、今こんな音楽を聴いているとか、なかなか趣味を徹底的にやっている医者の仲間は少ないのです。

だから、会っても新しい情報を手に入れることが少なく、私にとっては面白くないのです。

医者は自分の子供を医者にすることが多いのですが、医者になれば、収入も増えて社会的に安定していると信じているからではないでしょうか。

ところが、勤務医で定年を迎えると、次の就職先を探すことが大変な時代になってきています。

高校の同級生で、自分より成績の悪かった人が、大手の企業に就職して、同じように定年を迎えたとき、大きな逆転が起こることを、医者のほとんどはわかっていません。

大手企業で出世しなくて定年になったとしても、企業年金、退職金があり、完全にリタイアしても優雅な老後を過ごせるのです。

ところが勤務医は、病院からの退職金は驚くほど少なく、年金も特別に多いわけではありません。

結局、どこかの病院で働き続けるしかないのです。

開業医に定年はありませんが、退職金はありません。あくまで健康であれば、70歳を過ぎても働くしかありません。

優雅な老後というものを、ほとんどの開業医は考えません。定年がないので老後の計画を考えることはないのです。

仲間と話していても、そんな心配をしている連中はいないのです。

私立の医学部へいけば、1人最低5000万円はかかります。だから開業医は稼ぐことはできますが、子供を私立医大へいかせれば、決して優雅な老後はなく、働き続けるしかないのです。

長い人生の計画などまったく考えてもいません。

本当は医者仲間と会ったとき、そんな話をするべきでしょうが、目先の話で終わってしまうのです。

会話でストレス回避をするには、どうも同僚やもとの研究仲間ではだめなようです。

本音や愚痴を言える友人を、どれだけ持っているかが重要なのです。

一般的に神経症傾向が強い人は認知症のリスクが上がると考えられています。なぜでしょうか。

神経症傾向であるとストレスを受けやすくなり、長期にストレスを感じやすくなるので認知症の発症率が上がってしまうのです。

神経症傾向の特徴として、傷つきやすさや自意識の強さというものがあります。それは、人との交流を回避しがちになり、人間関係も希薄になり社会的に孤立しやすくなります。

そのために、うまくストレス回避ができないのです。

友人の少ないことが、脳に悪影響を及ぼすのです。

さらに認知症を発症していても、周囲の人に、気が付いてもらうチャンスが少ないので、認知症は進行してしまう危険があります。

また、協調性がない人、イライラしやすい、気にしやすい人は、認知機能障害の発症リスクに関係性があるという報告があります。

前述したように、社会的孤立が認知症の大きな危険因子です。

周囲との人間関係をうまく築きにくいことで、社会的孤立を招きやすく、相談相手、話し相手もいないことでストレスを溜めてしまうことになります。

また、認知機能の低下により、日常生活や社会生活に支障が出ている状態が認知症です。何か困ったことがあったとしても、人間関係が希薄なため、周囲からの助けがなかなか得られず、そのまま困った状態に置かれやすいのです。

さらに米国フロリダ州立大学の研究によれば、認知症の発症リスクをもっとも下げるのは「責任感」だとしています。

責任感が強い人は認知症の発症リスクが約35％低下していました。また、「自制心」と「勤勉さ」も認知症の予防に関係していたのです。

責任感があって、自分をコントロールでき、勤勉に働く人をひと言でいえば、誠実な人です。誠実な性格の人は認知症になりにくいということでしょう。

長寿にとってもっとも重要なことが勤勉性という研究もあります。性格によってリスクにもなりますし、病気の予防にもなるわけです。

性格自体はなかなか変えることは難かしく、周囲がサポートしていくしかないでしょう。だからこそ、周囲の人との人間関係を作っていくこと、昔の仲間を大切にして、定期的に会食や宴会をすべきなのです。

脳と運動

たくさん歩くほどぼけないか？

いろいろな認知症予防法が言われていますが、これをやれば絶対に認知症にならないというものはありません。

しかし、それでももっとも信頼できるデータとしては、認知症と運動の関係があります。運動は認知症の発症数を減少させるのでしょうか。

様々な文献で、身体活動や運動が認知機能低下および認知症の発症に予防効果があるとしています。

10年以上追跡した研究でも、身体活動をする人はしない人に比べて、認知機能が低下しにくく、脳血管性認知症・アルツハイマー型認知症の発症リスクが低いとされています。

例えば、認知症を発症していない高齢者4615人を5年間追跡調査した結果、歩行より強度の高い運動を週3回以上行ったグループは、歩行以下の運動を週2回以下の頻度でしか行っていないグループより、軽度認知障害やアルツハイマー型認知症、その他全ての認知症の発症リスクが低かったのです。

簡単に言えば、活発に動いている高齢者は、運動不足の高齢者よりも認知症になりにくいといえるのです。

なぜ運動は脳にいいのでしょうか。運動をすると、脳の神経を成長させるＢＤＮＦ（脳由来神経栄養因子）というタンパク質が海馬で多く分泌されます。つまり運動で記憶に関係する海馬の機能が改善するのです。

また、運動をすると、海馬の血流量が改善して、脳を活性化させるのです。

とにかく動けというのが今の考え方です。

週2～3回以上、30分以上の運動がよいでしょう。つまり30分のウォーキングを週3回以上するだけで、認知症予防になるというわけです。

これならそれほど難しくはないですし、実行できるのではないでしょうか。一方もっと効率よく脳を刺激するには運動と一緒に脳トレのような計算などをするといいという研究があります。しかし、こういったことは研究レベルではできますが、日常生活の中に取り入れることはまず無理でしょう。

面倒くさいと思うことは長続きしません。長く続けられないことは意味がないですから、いくら脳を刺激できるといっても、週に3回歩き回るくらいで続けたほうが現実的でしょう。ただもっと歩けば予防効果はさらに出るかというと、そうではありません。あまり運動を激しくすると無酸素運動になり、かえって脳にストレスをかけることになります。いくらウォーキングがいいといっても毎日2万歩（約5時間以上）も歩くのは、かえってマイナスになります。適度な運動であることが重要なのです。

脳とスポーツ

スポーツを一所懸命にやると、運動神経が変化をして、電気的な刺激の伝わる速度は速くなります。だから、からだを鍛えるというのは、一部脳を鍛えていることにもなります。刺激が早く伝われば、より速く走り、よりはやく変化に対応できます。これはインターネットの伝わる速度だと考えてもいいでしょう。名選手ほど、伝わる速度は速くなっているはずです。

これはあくまで、運動神経ということで考えれば、の話です。

さらに、スポーツをしていくには、例えばテニスであれば、リターンのボールはフォア側に来るのかバック側に来るのかを判断し、さらにスライスボールなのかドライブのかかったボールなのかを予測して動かねばなりません。

また自分が攻撃する側なら、相手がどこにいて、どこへ動こうとしているのかを先読みして打つ必要があります。

これは脳でいえば空間認識能力です。これが優れていることもテニスの名プレーヤーの条件でしょう。

サッカーでも同じことが言えます。仲間の動き、敵の動きを見ながら適切なパスを出しますが、これも空間認識力がなければ、有効なパスを出すことができないのです。

つまり、スポーツをやっていくことで、運動神経そのものだけでなく、右脳的な能力である空間認識能力を高めていくことができるのです。

結局、これは総合的な判断能力も高めることになり、とっさの判断力も身についていきます。

おおざっぱに言えば、スポーツをすることが頭をよくすることにつながるのです。

どんなスポーツでも名プレーヤーになってくると、記者会見での発言が非常にすぐれたものになってきますが、脳の機能がアップしてきた結果でもあるのでしょう。

からだを動かすことは健康にいいことは確かですが、スポーツをする、さらには名プレイヤー・レベルになってくると、脳自体が大きく変わってきていると言ってよいのかもしれません。

とくに球技で相手がいるスポーツでは、より空間的な意識を高くしないといけないので、脳を本当の意味で鍛えるにはいいはずです。ただ、それにはかなり本気で取り組む必要はありますが。

介護施設の中でギャンブル

デイサービスの中にカジノを取り入れて、麻雀、スロットマシン、ポーカーなどをやっている介護施設があります。

無理に行かせるデイサービスではなく、自ら行きたくなるデイサービスが狙いのようです。これからもわかるようにカジノは意欲を生み出すのです。本当のギャンブルはお金をかけるわけで、意欲も高まりますが、お金を失うリスクも高くなります。

儲かるということは脳の中でドーパミンが出て満足度や快感となります。ドーパミンが出ることでさらにやる気が維持できるわけです。

それが繰り返されることでいわゆる「はまる」状態になっていきます。ドーパミンが長く分泌されると、その受容体自体が大きくなっていき、さらに強い刺激を求めることになります。100万円でうれしかったのが1000万円にならないとうれしくなれないのが、ギャンブルの怖いところです。

介護施設などではお金を掛けるわけではないので、「はまる」ということはないでしょうが、仲間とわきあいあいにやっているように見えても、次第に競争になっていき、友人同士の勝ち負けにこだわっていく危険があります。お金がかかっていないとすれば、他の人に勝つことが快感になっていくはずですから、そこがあまり強く出ると、喧嘩になりかねません。

節度を持ってギャンブルをすることは非常に難しいのが本当のところではないでしょうか。

また介護施設のデイサービスでやっていれば、認知機能の低下した患者さんも多いでしょうから、何かとトラブルになる可能性があります。

参加する人が同じ程度の認知機能を持っていればいいでしょうが、それは非常に難しいことです。イメージとして、意欲が出るデイサービスであるかもしれませんが、長い期間続けることは実際にはかなり難しいでしょう。健康な人でも高齢になってくれば、ハラハラドキドキするようなチャンスは減ってきます。大金を使うこともなくなってくるでしょうから、ある程度損をしても、大丈夫な金額までのギャンブルであれば、ドキドキ感、つまり脳内にドーパミンが出る状態を作り出すことができて、脳を刺激することは可能でしょう。

重要なのはそれを楽しめる認知機能を保ち続けることです。

麻雀は脳にいい？

麻雀が本当に脳にいいのか、信頼度の高い疫学調査はないでしょう。

麻雀をやる人とやらない人を5年くらい追跡調査して、やっている人に認知症が少ないとなれば、麻雀は脳にいいということになるでしょうが、その追跡調査をすること自体かなり大変なことです。一般的にやられているのは麻雀をやっている人の記憶力などを、やっていない人と違いを調べて、麻雀をやっている人は記憶力がいいというような調査です。

これは、元気で脳がしっかりしていたから麻雀ができて、認知機能が衰えていたから麻雀ができなくなっていた差になりそうです。

なので、一般論の推測として「脳にはいいだろう」しか言えないのが本当のところでしょう。

一般に言われていることは、麻雀は指先を使うから指先の末梢神経が刺激されます。同時に脳細胞にも刺激が伝わり、脳の活性化につながるという考え方です。しかし、これは指先を使う普段の生活と、どう差があるのかなかなかわかりにくく、たぶん実際には意味のないことです。少なくとも、指を使うから認知症になりにくいということはないのです。

麻雀の役をつくるためにアイデアを練るには知識や判断力が必要になり、前頭葉を刺激することになりますが、これは確かに前頭葉刺激、あるいはもっと脳を広く刺激することにはなります。その点では認知症予防の可能性はあるように思います。

点数計算をするために暗算を繰り返すので、左の前頭葉はかなり刺激できます。しかし、こういった計算をすることが脳を刺激するというのは否定研究が多いようです。

麻雀をしているときは相手の顔や言葉から相手の手を推測する必要があります。これはコミュニケーション術にもなるし、コミュニケーション自体が脳を非常に活性化させるので、いい影響があるはずです。

そう考えてくると麻雀には、脳を刺激する要素はいろいろあります。しかし、マイナスな点もあります。

長く座ってやるというのは健康面から見ると大きなマイナスでしょう。

さらに勝ち負けが関係することはモチベーションを作りだすこともありますが、反対に大きなストレスにもなり、あまりそれにこだわってしまうと、脳に大きなストレスをかけることになってしまいます。

仲間と楽しく過ごすというところが多分一番重要な要素だと考えられます。

食べ物で認知症を防げるのか

どんな病気も食べ物で防げるのであれば、医者もいらなくなります。

食べ物で防げる病気としては、ビタミンB1不足の脚気、ビタミンC欠乏の壊血病などが有名です。

これはまだビタミンという概念がないときに、経験的に見つけだした病気とも言えます。足りないものを補えば病気は防げるという考え方が浸透していますし、わかりやすいので、テレビのサプリメントでも○○が欠乏するから○○という病気になりやすくなるので、○○をたくさん摂りましょうということで宣伝をします。

しかし、それは現代のようにまずビタミン不足などが起こりにくい状況にも関わらず、やたらに○○不足を煽って、サプリメントを売る手法とも言えます。

認知症も何かの不足によって起こる病気であれば、話は簡単ですが、残念ながら認知症は何かの欠乏で起こる病気ではありません。

確かにビタミンB1などは脳の神経細胞の活動に必要な物質ですから、ビタミンB1が多く含まれる豚肉が脳にいいという言い方がされます。

しかし、現代の食事環境では、ビタミンB1不足が起こる可能性は低く、豚肉を多く食べたところで、大きな影響はありません。

認知症と食事の関係は、様々な疫学調査がされて、それなりのデータはありますが、食べ物の疫学調査は、調査の限られた時期の食事を見ているだけです。

10年間調査をしたといっても毎日何を食べたかを調べることは不可能でしょう。なので、新薬の効果を見るような調査とは違い、信頼度は低くなってしまうのです。

果物には抗酸化作用成分がたくさん含まれているので、認知症予防に有効とされています。果物に含まれる抗酸化物質は、ポリフェノール、アントシアニン、ビタミンなどです。

脳にいいという視点で見ると、ブルーベリーやストロベリーのベリー類はいいとされます。血中の抗酸化物質のレベルが高い人は、認知症を発症する可能性が低いという研究報告があります。これによって、認知症の発症が数十年遅くなると報告しています。

抗酸化物質は、細胞損傷を引き起こすおそれのある酸化ストレスから、脳を保護するのに役立ちます。

ビタミンA、C、Eとカルテノイド類の血中濃度を調べ、認知機能の低下や認知症との関連を調べた研究があります。

その結果、抗酸化物質が多いほど、認知症の発症リスクが低いことと関連していました。

2015年、米シカゴのラッシュ大学医療センターで考案された〝アルツハイマー病を予防する〟食事法「MIND（マインド）食」の効果が発表されました。

認知症になっていない高齢者923人を対象に、平均4年半にわたる観察を続けた結果、厳密にMIND食を行ったグループは、アルツハイマー病を発症するリスクが53%も低かったのです。

MIND食は、心臓病の予防効果やダイエット効果が確認されている地中海食、そして高血圧を防ぐために米国で考案されたDASH（ダッシュ）食という、2つの優れた食事法をベースに、認知症の予防を目的に考案された食事法です。

MIND食で積極的に食べた方がいい果実は、ブルーベリーなどに代表される「ベリー類」です。ベリー類は優れた抗酸化作用を持つポリフェノール（アントシアニジンなど）を豊富に含みます。

ベリー類の摂取量が多い人は認知機能の低下が最大2・5年遅いという報告もあります。

もちろんイチゴ（ストロベリー）でもいいのです。

ブルーベリーは日本では普段食べることは少ないのでジャムなどで摂るほうがいいでしょう。日本ではベリー類は季節のものですから、冷凍食品などで常に食べる習慣を持ったほうがいいでしょう。果実といっても、カロリーが多いものもあるので注意が必要です。

ただかなり厳密にやった調査とはいえ、一般の人がそれを守っていけるかということです。脳にいいと言われても、10年もそれを続けることはまず難しいでしょう。

そこが現実的ではないということになります。

わかっていたとしても、実行できないそれが食事療法なのではないでしょうか。

魚をよく食べる人ほど認知症のリスクが低く、15年後の認知症のリスクが61％低下したという日本の研究があります。

魚に含まれる「ＤＨＡ」（ドコサヘキサエン酸）、「ＥＰＡ」（エイコサペンタエン酸）、「ＤＰＡ」（ドコサペンタエン酸）、「α-リノレン酸」は動脈硬化や血栓を防ぎ、血圧を下げます。ＬＤＬコレステロールを減らす作用があり、脳の血管にはプラスに作用します、それが認知症のリスクを下げるのでしょう。

また他の日本の研究で5・7年間の追跡研究の結果、魚を多く食べるほど認知症リスクが下がりました。

ただこういう研究はアンケート調査です。精度の高い研究は難しく、認知症ですでに魚をあまり食べられないという結果を見ている危険もあります。

魚は脳にいい、認知症予防につながると言い切るにはもっと長期の研究データが必要でしょう。また光る魚がいいと以前から言われていますが、そこまで詳しい調査がされていないので、魚の種類でどの程度影響があるのかはまだはっきりしません。

魚は脳にいいとは以前から言われてきていますが、結局、信頼度の高い疫学調査は難しいのです。

ベリー類がいいというデータは示しましたが、ビタミンA、C、Eなど多数の抗酸化物質の血中濃度を測定した結果、「ルテイン」「ゼアキサンチン」などの抗酸化物質の血中濃度が高い人は、低い人に比べて認知症リスクが低下することがわかりました。

ルテインやゼアキサンチンは、緑黄色野菜に多く含まれている物質で、ニンジン、ホウレンソウ、カボチャ、ブロッコリー、ケールなどに含まれています。

ただこういう研究は、ある時期にどれくらい緑黄色野菜を摂ったかを調べているだけですから、生涯にわたって抗酸化物質をどれくらいとればいいのかはわかりません。

食事と病気の関係はなかなか簡単には結論が出せないものです。

またホモシステインという、ほうれん草やブロッコリー、イチゴなどに含まれる物質は、有害なアミノ酸を無害化する働きを持つ葉酸（ビタミンB群の一種）が多く含まれています。血液中のホモシステイン濃度が上がると脳梗塞などの原因となる動脈硬化の抑制に働くので、脳血管性認知症の予防に有効な物質です。

緑黄色野菜、ベリー類、魚類は脳によさそうということは言えそうですが、それだけで認知症を防げるということではありません。

コンビニで切った野菜を売り始めています。少なくともそういったものを食べる習慣が、あったほうが10年くらいの期間で見ていけば、有利になるかもしれません。

ただ70歳を過ぎてから、そういう食生活にしてどこまで脳にいいのかはまったくわかりません。40歳代から食生活を改善していかなければ、もの忘れが始まったときにいくら食事療法を開始しても無理というものです。

そのあたりの検討はしていないので、なんとも言えないのが現実でしょう。

脳にいい食べ物

患者さんから「このサプリどうですかね。娘が買ってくれたんで、付き合いで摂っているんですけど」というような質問をよくされます。親の健康を心配して、サプリメントを娘さんが送ってくる話はよく聞きます。

私はそれより、毎週親に会いにいくほうがよほど親の脳を活性化できるように思います。「まあ、薬とは違うから、いいんじゃないですか」と曖昧な返事で終わってしまいます。

食べ物と健康は永遠のテーマのように思います。薬など飲まずに、食べ物で病気が治り、予防できればいいのですが、なかなかそう簡単にはいきません。ある限られた病気のように、何かが欠乏することで発症するなら、その栄養素を含んだものを摂ればいいのですが、脳の病気ではそう簡単にはいかないのです。

というのも、口から食べた栄養素が、脳に簡単に入っていかないのです。

脳の中には、血液脳関門と呼ばれるものがあります。脳にあるゲートです。ゲートと言っても開閉するわけではなく、実際には動脈の内膜と呼ばれる部分が、脳の組織へ血液中のいろいろな物質を通さないようにする役割をしています。

というのも、例えばいったん脳の中に細菌が入ってしまうと、それに抵抗する白血球などが脳のまわりを満たしている脳髄液にはないので、一気に感染が広まってしまいます。

まさに最後の砦として存在するのが、この血液脳関門なのです。

そのために、口から入った物質は、小腸で吸収されても、一部の限られたものしか脳には到達しないようになっているわけです。

となると、薬がなかなか脳へ届かないことにもなってしまいます。脳の病気では、新薬開発の時点で、脳へいかに到達させるかが重要なことになってくるわけです。

脳にいい食べ物がよく話題になります。これを食べれば頭がよくなるとか、脳を元気にするといった食べ物が紹介されます。実は、動物実験などで脳に効果があるとしても、それは直接脳に働かせた場合であり、口から食べてもそうそう簡単には脳までいかないのが現実です。

足りなくなると脳の機能の低下が起きるビタミンB1などは、よほど偏った食事をしていない限り欠乏症にはなりません。脳に必要なビタミンであっても、それをたくさん摂れば脳の機能がアップするというわけでもないのです。

テレビ番組的には、豚肉にビタミンB1が多く含まれるので、脳にいいでしょうという説明をしてしまいますが、そんな簡単な話ではないことは前述した通りです。

私がテレビ出演を辞めるようになったのも、わかりやすくするための台本通りの発言をしなければいけないことが多く、芸能人を盛り上げるための存在のように思えてきたからです。

テレビ出演し始めの頃は、有名になった気がしてうれしいものですが、次第にばかばかしくなっていきます。だから私の知り合いの医者も、だんだんテレビに出なくなっています。

イチョウ葉エキスというものが、記憶力をアップさせ、脳の機能を高めるとして、日本ではサプリメントとして使われてきました。海外での最近の研究では、その効果は否定されていますが、日本ではなぜか機能性表示食品として認められて、サプリメントとして盛んに売られています。

今のところ、特定の物を食べると脳の機能がよくなるということはありません。

重要なことはむしろ脳の血管を若く保つことでしょう。つまり動脈硬化が進まないように、血圧、コレステロール、血糖値を基準値にしておくことが重要です。

もちろん抗酸化物質としてのビタミンCやビタミンEを摂るために、野菜を多く摂ること自体はいいのですが、それが直接脳に影響するというわけではありません。あくまで細胞や遺伝子に悪影響のある過酸化物質を減らすために必要なのです。健康には近道はなく、従来から言われていることをきっちり守っていくことが基本でしょう。それは脳にとっても同じことなのです。

第2章

脳を刺激する方法

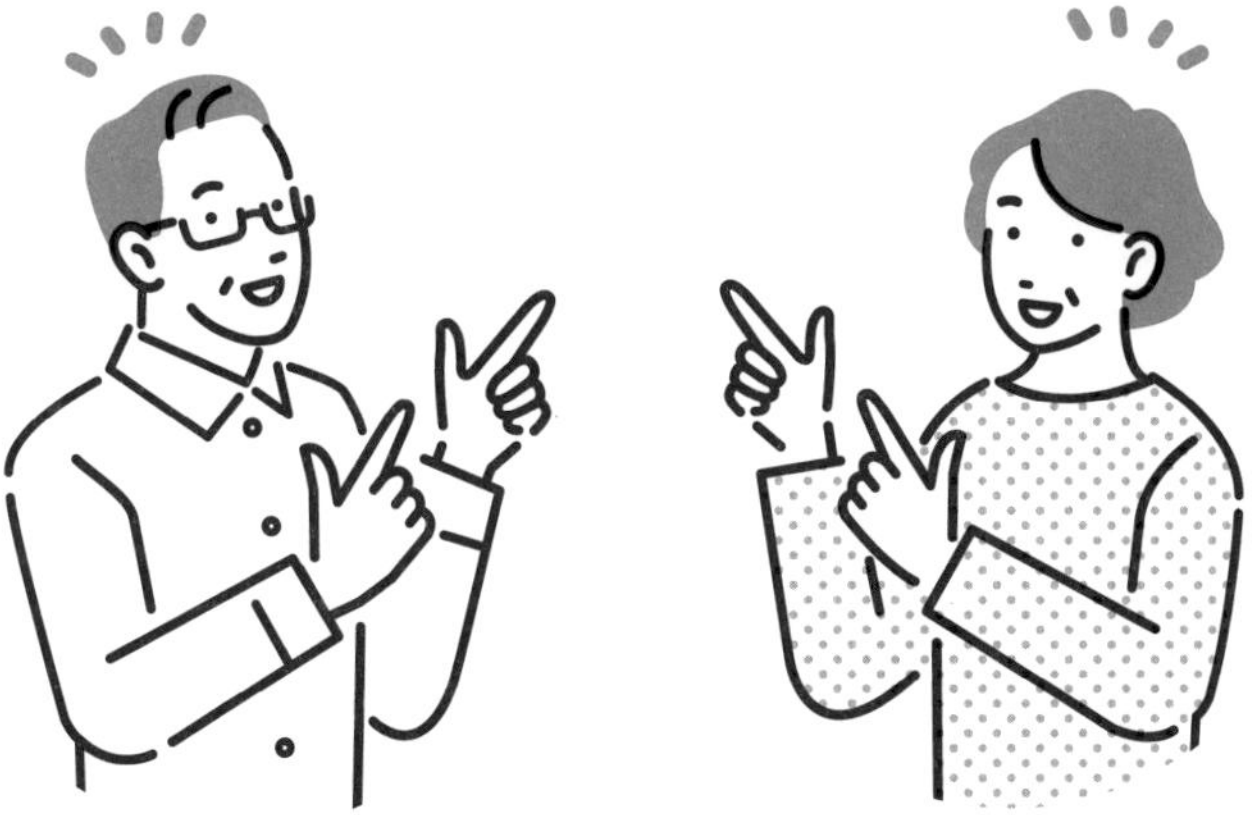

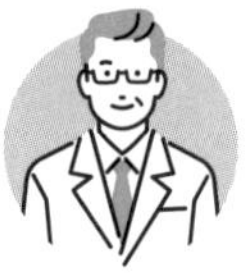

脳を刺激する方法はいろいろあります。楽しみながら刺激できる体験型が一番いいと思いますが、日常ではなかなかできないものです。五感を使った脳を刺激していく方法を考えてみましょう。

歩幅が大切

私の専門は脳神経内科（最近では神経内科を脳神経内科と呼ぶようになりました）ですが、世間では、神経内科、心療内科と精神科の区別がいまだにわかってもらえません。神経内科は脳や手足の神経、筋肉などがなんらかの原因で障害を受けたときに起こる病気を専門としています。

これだけでは説明にならないので、症状で言えば、麻痺、しびれ、めまい、脱力、頭痛などが、患者さんの訴えで、診療所を訪れることになります。

ＣＴやＭＲＩのない時代は、脳の中の変化は外から目で直接見られないので、神経内科医はからだの動きなどから、病気の診断をしていました。

昔の神経内科医は医療用の小さなハンマーで、膝などを叩いて、その反応の仕方で病気の場所を推測していたのです。

それだけに、脳の解剖学を熟知している必要があって、医学生からはあまり人気のない診療科目でした。

今でも電車などの点検で、車輪をハンマーで叩いて、その音の変化で異常を見つけようとしますが、それと同じようなものだったのです。

そこには職人技が必要になり、神経内科というのは、医師の中でもとくに職人的存在だったのです。さすがに現在では、職人的な技はあくまで基本ですが、ＣＴやＭＲＩによる画像診断が主体となっています。

救急病院では、脳卒中の患者さんをハンマーで叩いて病気の場所を推測するより、とにかく早くＣＴをやって、治療を開始することが重要なのです。

画像診断が主流となっても、やはりどこでもすぐにできる診断方法ではないし、たくさんの人を診る健康診断では、ＣＴやＭＲＩは使えません。

また、脳の変化はからだの動きに出るので、現在の画像診断が主流の時代であっても、からだの動き具合から病気の診断をすることが多いのです。

例えば、歩行は脳からの指令によって可能になります。脳に異常があれば、上手く歩けなくなり、歩幅が小さくなってきます。

一般に男性が普通に歩くと、歩幅61・9㎝以下が狭い人、70・6㎝以上が歩幅の広い人、その間は普通の人ということになります。

女性の場合は、58・2㎝以下が狭い、65・1㎝以上が広いとしています。

最近の研究で、歩幅が認知症リスクになるということがわかってきました。

高齢者の歩幅を前述の「狭い」「普通」「広い」に分けると、男性では歩幅が61・9㎝以下の狭い人は、70・6㎝以上の広い人より、認知機能低下のリスクが3・4倍になるといいます。女性では4・4倍です。これは2・7年間の追跡調査の結果です。

また世界17カ国の約2万7000人を対象にした調査では、歩行速度が遅い人は認知症のリスクが上がることがわかってきました。

遅い速度とは、不動産の物件でよく駅まで5分というような表示をしますが、それが倍の10分くらいかかる感じです。

これらの調査は、脳の機能の低下のために歩幅が狭くなり、歩行速度が落ちたと考えられています。認知症の早期発見には役立ちそうな研究です。

ウォーキング自体に認知症予防効果があることははっきりしていいます。歩幅が広くて、早歩きできるうちは認知症の心配はいらないということかもしれません。認知症の予防のためにも、歩幅を広く、早く歩くことを意識することもいいのではないでしょうか。

私の母親は脳血管性の認知症になりましたが、その前から、一緒に歩いているとずいぶん歩きが遅いことに気が付いていました。

あれは脳梗塞を起こす前から、アルツハイマー型認知症の初期症状だったのかもしれません。

親と一緒に歩いて何気なく変化に気が付くことは、子供にできる簡単な認知症早期発見の方法かもしれません。

運動で脳は活性化

今の脳科学で盛んに言われることは、認知症の予防のためには、「とにかく運動しなさい、動きなさい」ということです。

運動といってもいわゆる球技などのスポーツで何時間も炎天下で運動する必要はありません。

脳活性には「適度な運動」であることが非常に重要なのです。1日30〜40分のウォーキングを週に3〜4回で十分です。

さらにぶっ通しでウォーキングしなくても、10分に分けて3〜4回ウォーキングすればいいのです。

家から駅まで10分なら、一往復して、それとは別に10分か20分歩くだけでいいというわけです。

ところが地方へ行くほど、車依存が強くなります。ドア・ツー・ドアでウォーキングするチャンスがないという声を聞きます。

地方の講演会では、「今日、車で来た方は車をおいて歩いて帰ってください」といつも冗談を言っています。

なぜウォーキングがいいのでしょうか。これにはいくつかの理由があります。

ウォーキングによって脳へ行く血流が増えることで、神経細胞に酸素と栄養源であるブドウ糖を十分に送り込むことができます。

また神経栄養因子と呼ばれる神経細胞を刺激する物質も増えてくるので、神経細胞同士がネットワークを作りやすくなるのです。

いわゆる脳を刺激するとか、脳活性とか、脳が若返るという意味は、神経細胞同士がつながって、ネットワークをたくさん作り上げることなのです。

神経細胞は場所によっては多少新生することがわかってきましたが、それよりも、神経細胞同士のネットワークを作ることこそが、脳を認知症から守る方法なのです。

また多くの脳内物質も増えてきます。ウォーキングを楽しく感じさせるドーパミン、気分を落ち着けるセロトニン、からだを活性化させるノルアドレナリンなどです。

こういった多くの物質が増えてくることで、心もからだも活力に満ちてきます。

実際にマウスの実験では、動けないようにしたマウスと、走れるようにしたマウスでは、走ったマウスのほうが、記憶力がよくなったことが証明されています。

つまり、運動は脳活性、精神の安定、記憶力などにもプラスに働くのです。さらに何よりも前向き思考にしてくれるのです。

少し落ち込んだと思ったときは、思い切って外へ出てウォーキングをしてみるといいでしょう。外の空気を吸って、太陽にあたりながら歩いていれば、再び元気が出てくるはずです。

人間は本来歩く生き物でしたが、社会が進化して、Uber Eats などで食べ物も簡単に手に入るようになりました。

歩いて食べ物を探す必要がなくなったのです。もう一度歩くことの大切さを再認識すべきでしょう。

脳にいいスポーツは何か

日本のプロスポーツ選手はなかなか世界に通用しませんでした。

しかし、テニスでは錦織圭選手が、全米オープンの決勝まで行きましたし、ゴルフでは松山英樹選手がとうとうマスターズで優勝しました。

大リーグの大谷翔平選手は二刀流で信じられない記録を作り続けています。

さらにサッカー選手では久保建英選手などが、スペインのリーグで大活躍しています。サッカーの日本代表選手も、十分世界に通用するようになって、ワールドカップでの優勝も決して夢ではなくなってきたように思います。

こんなに早く、日本人選手が世界中のプロスポーツで活躍する時代が来るとは思ってもいませんでした。プロ選手の努力はもちろん、特殊な才能があってこそ、世界のランキング上位に入れるのだろうと思います。

決して体格に恵まれているわけではない日本人選手が、なぜ世界レベルの成績が残せるのでしょうか。むろん筋力、運動神経が重要になりますが、活躍するためには並外れた空間認識能力が必要になります。

テニスなら相手の位置と自分が打つボールの方向を即座に判断していかねばなりません。まさに右脳の能力を最大限発揮しなければ、勝てないスポーツなのです。

久保選手のドリブルやパスも同じです。周囲をどれだけ認識して、どこにパスを出せばいいのか判断しています。

もちろん正確なパスを出せる技術があってこそですが、さらに、周囲の動きを即座に認識できなければだめなのです。

しかし、もっとも重要な能力は技術的に上手いとか、パワーのあるボールが打てることではありません。困難な状況に打ち勝つ能力です。これは当たり前のように思うかもしれませんが、どんなに苦しくとも、精神力でカバーできるようにして、前向きに考えていくという単純なものでもないのです。トッププレイヤーたちが、よくぞあんなに競った試合でも、精神的に参らないのは、実はそれは今まで培ってきた経験が発揮された結果なのです。

科学の研究でもそうですが、最初から困難なことに、立ち向かうのではありません。うまくいくと思って始めた研究が、とんでもない困難が待っていたときに、初めてその人の能力が試されるのです。それを突破してこそ大きな発見につながります。

スポーツも同じことで、対戦相手のランキングが下位の相手だから、そんなに試合がもつれるとは思っていなくても、意外にピンチが続くときがあります。名選手たちは、そんなときに本当の強さを見せます。最初から困難に立ち向かうのではなく、困難にぶつかったときに、それをどう乗り越えるのか、技術的に考えられる選手だけが、常にランキングの上位にいるのです。

そんなプロテニスプレーヤーの真似をすることはできませんが、からだにいいスポーツという視点で見ると、実はテニスが一番健康にいいという研究があります。

考えることが脳を活性化させる

会話で刺激

人間の進化したコミュニケーション方法はなんと言っても会話です。

SNSの時代となっても、結局はスマホ経由で会話をしているので、人との会話は重要な意味を持っているはずです。

脳を刺激するという視点で見ても、会話はタイミングが非常に重要です。

相手の話が途切れるタイミングを狙って、自分の言葉を繰り出していくのですから、会話中は、人の話を聞きながら次に何を言うのかずっと考えて聞いていることになります。

会話はもっとも手っ取り早い脳の刺激方法です。

私の愛犬を見ていても、言葉をある程度理解していることが十分わかります。

当然、犬は言葉を発することはありません。鳴き方を変えて表現はしますが、言葉とは言えないでしょう。

自分の愛犬を眺めていると話ができればなあと、時々本気で思うことがあります。

物事を考えるとき、脳の中で言葉を作るから、それによって考えることができると言われています。

言語を使うとき、従来は前頭葉のブローカ野と呼ばれる場所が中心と考えられていましたが、最近では、もっと広く脳を使いながら会話をしていることがわかってきました。

人と話をするとき、何かをイメージしながら言葉をさがして、しゃべっています。

実はこれはインターネット上で、何かを検索するときに似ているのです。今のインターネットの仕組みでは、イメージだけで何かを探していくことは難しいものです。

例えば、どこかの家具屋さんで見た椅子を探すときは、形や色、デザイナーの名前などをキーワードにして、自分が欲しい椅子の写真を探していくことになります。

イメージだけで検索はまだまだ難しいので、その間には言葉が入らないとできません。

AIを使ったとしても、思考をまだ理解できないでしょうから、言葉を仲介に使わないとうまくいかないでしょう。

インターネットの検索が脳を非常に刺激するというのは、イメージを膨らませながらそれを言葉に置き換えて検索するからでしょう。

つまり会話をすることも、同じようにイメージを広げながら言葉探しをして会話しますから、脳を刺激することになるのです。

相手の話を聞き、そこから入ってくる情報と自分の脳にしまい込まれた情報を探し出して、言葉を作り会話を続けていくので、昔の神経学のように単に言語中枢の働きというわけではないのです。

また、言葉と一緒に感情を相手にぶつけるとき、つまり愚痴を言うときに重要になってきます。ストレスを解消させるもっとも手っ取り早い方法は、だれかに愚痴を言うことです。ストレスは脳に悪影響があることは、説明してきましたが、それを早く解消することが脳を守るために非常に重要なのです。

つまり、話し相手がいることがいかに脳の健康を守っていく上で大切かということでしょう。そのときもやはり言葉があってこそ可能なのです。

開業医はその点、話し相手が少ない職業です。患者さんとは、病気のことで話はしますが、本音ではなかなか会話できないところもあります。

私の父が元気だった頃は毎朝、医学から政治まで幅広い話をしていました。

それが可能だったのは、同じ職業ということがあったからでしょう。

つまり話し相手は、お互いの知識や経験のレベルが同じくらいになってこそ、話が盛り上がるわけです。

だから同級生というのは、同じ時代に時間の共有ができているので、話し相手としては、面白いのでしょう。ただどうしても同じ話題になってしまうという欠点はありますが。

歳を取ってくると、友人とは次第に疎遠になってしまいます。近くに住む話し相手も減ってきます。

さらに定年になってからは、行動範囲が狭くなり、なかなか新しい友人ができなくなってしまいます。

つまり友人が少ないということは、言葉を使うチャンスが減っていくことになり、脳の衰えを加速させてしまう危険があるのです。いくらインターネットが使えるといっても、実際に人に会って話をする刺激とは同じにはなりません。

普段の会話のとき何もしっかり考えて話をしろというのではありません。

いつもとは違う人に会い、相手の話を聞くことで発想が広がり、言葉もたくさん出てくるのです。

高齢になればなるほど、話し相手をいかに確保するかが重要になってきます。

規制がアイデアを作り出す

日本はやたらに規制や規則が多い国ということになっていて、私たちはまじめに守ろうとしてきました。

コロナ禍でも、ワクチンを管理するための書類や補助金をもらうための申請書の多さに驚くばかりでした。

コロナ禍の初期の頃は、発熱患者情報をいちいち保健所にファックスで送っていたのですから、呆れるばかりです。

国はデジタル化を勧めていますが、まだまだ判子の書類やファックスを使っているのですから、医療のデジタル化はまったく進んでいないといってもいいでしょう。

規制や規則というものは脳科学的にみれば2つの面があります。

規制ができてしまうと、それに従うことで、創造性が低下することです。一定の能力を保つには、規則を作り遵守させることがいいのでしょう。

しかし、そんな環境の中でも、逆に決められた規制があるからこそ、その中で新しいものを作り出していこうと努力する場合もあります。

スマホはポケットの中に入りますが、以前の携帯電話は結構な大きさでした。そこで、手のひらサイズという規制を作り、その中に携帯電話の機能をどう詰め込むかを考えたのです。

これは規制がプラスに働いたケースでしょう。部品を小さく、数を減らすなどの多くの努力で、現在のようなサイズになったのです。

規制がなければ、大きな携帯電話をいまだに使い続けていたかもしれません。

商品開発にはこういった脳の使い方、つまりある規制を突破するにはどうすればいいのかを考えるほうがアイデアは出やすいものです。

やたらに規制をなくして、自由競争にしたほうがいいように思えますが、まったくの自由の中から何かを作り出すことは、非常にエネルギーのいることです。

大きなキャンバスに自由に絵を描いていいと言われると、よほど絵に自信がないと、何かを描くことは難しいものです。

江戸の町が当時は世界的に見ても美しい町だったのは、いろいろな規制があったからでした。限られた資源と規制の中で様々な工夫があったからこそ、綺麗な町になったのです。

ノルウェーのフィヨルドをクルーズしたとき、その風景には圧倒されました。

一軒一軒の家の色、形は共通で、いかに規制されているかがわかります。屋根の色がかなり厳しく規制されています。それがあってこそ、あのフィヨルドの風景に溶け込む家々となったのでしょう。これも規制があるからこそかえってうまくいっている例です。

そういった規制の中でデザインの努力をしているから、北欧のすぐれたデザインが生み出されたのかもしれません。

脳は自由であることより、何かの規制を受けているときのほうが実力を発揮できるのです。

何も浮かばないとき、自分の仕事に規制や時間制限をかけることで、アイデアが浮かぶかもしれません。

普段の生活でも、限られた資源で何かをやろうと思ったほうが、ずっとアイデアが出てきます。

私の医院の2階には、親父が使っていたアトリエがそのまま残っています。

その油絵の具を使って絵を描こうとしたとき、赤の油絵の具がありませんした。しかし、他の絵の具で描いたので、むしろ色に共通性ができて落ち着いた絵になりました。

こんなちょっとした規制を課すことで、新しい創造につながっていくものですし、脳を刺激して発想を豊かにできます。

動画配信サイトのドラマで刺激する

いくら作家業とはいえ、常に集中して原稿が書き続けられるわけではありません。もう少し若いときは、7～8時間集中して書いても、なんとも思わなかったのですが、今は医者の仕事が日中忙しくなかなか大変です。

夜遅くなって数時間原稿書きに集中するのが難しくなってきました。

原稿を書いていて、進まなくなると、最近ではネットの動画配信サイトのドラマをつい見てしまいます。

文字ばかり追っていた頭を、映像を見ることに切り替えると気分転換になります。

脳を休めるということは、使っていない脳の部分を使うことですから、文字や数字を扱っている仕事なら、映像的な刺激がいいわけです。

そんな意味から私にとって動画は、脳を休めるのには最適です。さらに、ただ面白いというだけではなく、驚きや感動もあったりするので、記憶に残っていきます。

映像を見ているとき、私たちはその先をほとんど無意識に予測して見ているわけですが、それが裏切られたときの驚きは、さらに脳を刺激することになります。

いい意味で期待を裏切ることこそ、エンターテイメントなのです。それも2度3度の想像できない展開がある作品が多く、よくそんなストーリーを考えられるものだと思ってしまいます。

時代小説を書いているとき、ストーリーをかなり考え続けました。想像ができるオチをさらにひねり、最後ももう一度ひねるというようなことを考えていました。

それはここ10年くらい寝る前に、見ているネットフリックスなどの動画配信サイトの影響です。

ネットフリックスは、スポンサーからの影響がないので、ストーリーや描く舞台はまったく自由であり、非常に発想が豊かです。

『ブレイキング・バッド』という有名な作品では、冒頭に意味のない画像を出しています。

実際脚本家も、その映像をどうするのか、まったく考えずにストーリーを展開して、最後にうまくその映像が意味を持つようにしているらしいのです。

ユニークな発想はそんな具合で生まれていくようです。

だから動画を見る側も、まったく予想もつかない展開があるからこそ面白いわけです。

それくらい話が面白いと、十分脳の刺激になります。

私はずっとネットフリックスを見ていて、いつか役立つときがくるだろうなと思っていました。

それが時代小説のストーリーを考えるときに役立ったのです。

物を考えるとき、自分の記憶で先を読もうとします。意外な展開をする動画配信サイトのドラマでは、予想を裏切られることが多いので、それが驚きになって、忘れられない記憶となっていきます。

このとき、脳の扁桃体が刺激され感情も動かされるので、即座に忘れられない記憶に変化していくのです。そこで、新しい脳のネットワークができあがるわけです。

面白いドラマを見て驚き、感動していくというのは、脳に新しい回路を作っていく上で、非常に重要で有効な手段なのです。

文章を読んで感動していくには、感情移入する時間が必要になりますが、動画ではそのシチュエーションを読み取ることで、すぐに感情が動かされやすくなっています。だから短時間のうちにうれしくなったり、悲しくなったりできるわけです。

そのあたりの脳の仕組みをうまくとらえたのが最近の動画配信のドラマでしょう。

ドラマといかなくても、最近はSNSで偶然撮れた動画や面白い画像をアップできます。

この作業が創造的な脳の使い方になります。しかし、ただのランチの画像や、エアポート投稿おじさんと言われる、空港ラウンジでの画像など、だれもが見飽きている画像をうれしそうにアップしてしまうのは、脳にとっては刺激にならないわけです。

私のFacebookは基本、洒落で画像をアップしていることが多いのですが、いまはFacebookを使っている年齢層が高くなっているので、その洒落をなかなか見抜けないようです。ついマウントを取って、「それはこうしたほうがいいです」というような書き込みをする高齢者が結構います。

みんなが面白がっているだけなのに、そこで正論をはいてしまうことが、いかにずれているのか気が付けないのです。

旅先から、「○○に着きました」という画像をアップすると、「そこには2年前に行きました」とマウントを取るような書き込みをする人が結構いるのが、高齢者Facebookの特徴かもしれません。

そもそも、○○に何回も行っている人は、「いいところですね」と共感で軽くかわすものです。

SNSの世界でうまくたち振る舞うのは、実はなかなか難しいのです。

初めの頃は、インターネットが自由に使えるようになると、脳にとってマイナスのように言う人が多かったものです。

しかし、決してそんなことはなく、上手に利用していくことで、むしろ脳にはすばらしい環境を提供することになります。

少なくともマウントおばさんや、エアポート投稿おじさんにはならないことです。

非日常体験が
脳にいい
刺激になる

旅が最高の新しい体験

日本ではなかなかクルーズがブームになりませんでした。最近では外国の大型客船が格安の値段で、日本周遊クルーズをしています。その結果、意外に安い旅だと認知されるようになってきました。

クルーズにはいろいろな楽しみ方があります。船内のエンターテイメント、ディナー、寄港地ツアーなど数え上げればきりがありません。

しかし、私にとってクルーズで一番楽しいのは、360度海に囲まれたときです。

周囲に海以外何も見えないとき、実に不思議な感覚になるものです。

普段私たちは、陸の上で生活していることが当たり前になっているので、周囲に見えるものが海だけという環境は、一種の新しい体験なのです。

海に囲まれて初めて、自分が地球上のどこにいるのかという感覚を持つことができます。

少なくとも、陸の上ではなかなか地球という空間を感じることができませんが、クルーズ船に乗って海に出ると、その感覚が味わえるのです。

それはどうしてでしょうか。

脳の記憶に関係する海馬の歯状回と呼ばれる所では、神経新生（新たな神経細胞が生まれる現象）が起こっています。

昔は脳の神経細胞は新生しないと言われていたのですが、高齢でも神経細胞は新生しているのです。

海馬は空間を認知するときに重要な役割をします。海馬の「場所細胞」は私たちが旅行して空間を移動すると、それを刺激することになります。

２０２０年の米国の研究では、頻繁に場所を移動する人は「主観的幸福度」が高くなるとしています。

つまりいつも同じところにいる人より、いろいろなところに移動している人のほうが、より幸福度が高くなるということです。

旅をしているときは、脳にある線条体でドーパミンが分泌され、幸福感が高まります。

旅をすると楽しいとか幸福だなと思うのは、旅という移動によって脳が刺激されるからです。

旅はやはり非常にいい脳刺激なのです。

だから、クルーズで海の上を移動していけば、空間的な意識が非常に強くなっていきます。船内に貼り出してある海図を眺めて、自分の位置情報を確認して安心します。

いつもは無意識の現在位置感覚が、海の上ではどうしても麻痺してしまうので、不安になって確認するのでしょう。

旅での会話

私の先輩ご夫婦と地中海クルーズに行ったことがあります。

乗船した当日は私がクルーズをするようになって15年経っていましたが、それまで経験した中でも2度目のひどい揺れだったのです。

だから翌日、奥様は「もう二度と船には乗らない」とおっしゃっていました。

しかし、幸いそれ以降の日はおだやかで、快適なクルーズとなり、私のクルーズ体験の中でも印象的なものとなりました。

旅と健康が注目されるようになってきました。単に旅で歩くことが健康にいいというだけでなく、免疫力がアップするとか、ストレス軽減が大きいという報告もあります。

つまり健康増進のための旅という見方が出てきたのです。

むろん旅先の町を歩くことで、脳を刺激しますから、長い目で見れば認知症予防にもつながるはずです。

しかし、今回のクルーズで一番驚いたのは、普段あまり会話のない先輩ご夫婦が、よく2人で会話をしていたのです。

船室という普段より狭い空間で、1週間くらいを夫婦で過ごすのですから、夫婦仲がよくないとクルーズは難しいのです。

普段仲のいい先輩ご夫婦ですが、会話自体が減っていたと、クルーズに来て気が付いたというのです。

クルーズでは食事の用意の心配がありません。奥様は普段のように食事の準備を気にすることもなく、リラックスできます。

コーヒーがなくなれば、ウエイターがすぐに注ぎに来ます。そんな環境であれば、余計な気配りはいらないので、つい会話が弾んでいくのです。

毎日夜は船内でフルコースの食事を2時間かけて摂ります。そうなってくれば、必然的に会話も増えるわけです。

「夫がこんなにおしゃべりだったとは」というのが奥様の感想でした。

普段無口の旦那さんが、いろいろ話をしてくるので驚いたようでした。

旅はコミュニケーション術を学ぶ場で、新しい友人を作って新しい人間関係を作り出せる場でもあります。同じ旅の仲間、あるいは船という限定された空間で偶然一緒になったからこそ、会話が生まれてくるのかもしれません。

会話は脳を刺激します。しっかり相手の話を聞いて、自分の言葉を考えなければいけません。

人と多くのつながりを作るにはやはり会話をしていくしかありません。むろん、多くの知識がなければ話ははずみません。歳を取ってくれば、過去の経験談が増えてしまうのは、それだけ新しい情報が入ってきていないということです。

今日もっと面白いことがあれば、それを会話に入れていくことができます。

旅は毎日が新しい体験です。そこで感じたことを無意識に、仲間と話をすれば、話がずっと面白く共感も得られるものになります。

私もその先輩とは、医学以外のことをそれほど多く語ったことはなかったのですが、今回のクルーズで、お互いに新しい面を見た気がしました。

認知症が進むと、次第にしゃべらなくなるタイプの人がいます。家族が一生懸命に介護しても、返事も言葉もないので、家族には無力感が強くなります。

一方で、認知症が進んでもよくしゃべる人がいます。そういう患者さんは家族も介護をしていて、いろいろ話をしてくれるので救われることが多いのです。

会話をすることは自分の脳のためだけでなく、周囲への人の影響力があまりに大きいのです。旅に出て会話の技術をアップするのもいいのではないでしょうか。

旅の空想と現実

多くの人が旅行へ行く前に、ガイドブックやネットから様々な情報を得ているはずです。私の知り合いは旅行へ行く前に、ガイドブックを全部暗記してしまったという強者もいます。

私は旅に出るとき、逆にできるだけ情報を持たないようにしています。でないと、自分の知っている情報の確認を旅先でするだけになってしまうからです。旅先を決めるとき、一枚の写真だけで決めてしまうことがあります。

ドバイ旅行のときもまったく同じ方法でした。ほぼ写真だけで宿泊ホテルを決めました。むろん、ネットに書かれた宿泊者のコメントなどは読みません。

ドバイの世界で一番高いビルであるブルジュ・ハリファの展望台に行こうとしたのですが、ちゃんと予約して入場券を買っておかないとだめで、結局しばらく待たされることになりました。世界で一番高いビルに登れば見えるものも違うだろうと思っていましたが、意外にも、あまりに高いと街がよく見えなくなってしまうのです。むしろ日本のスカイツリーのほうが景色としては面白かったように思います。

まあ、実際にはそんなものでしょう。

ドバイ旅行のもうひとつの目的は、海底ホテルに宿泊することでした。

それは巨大な埋め立て地にそびえ立つアトランティスというホテルの一室にありました。海底とはいえ、水族館に泊まっているようなものでした。

ベッドルームとバスルームの窓全部が巨大な水槽の一部で、サメやエイなどがゆったり泳いでいるのを、ベッドに寝転がって眺めているのはなかなか面白かったです。

ずっと眺めていても飽きることはありませんでした。

ただ宿泊料金がばかばかしいほど高額で、それに見合うかどうかは価値観の問題なのかもしれません。

ついでに、底がガラス張りのプールがあるホテルにも泊まってみました。

プールは5階にあって、一部が外に突き出ていました。ガラスの底から下が見えると思ったら、ガラスでゆがんでしまい、よく見えませんでした。

最後は、砂漠の中の高級ホテルに泊まってみました。

ドバイで1週間、毎日ホテルを替えて泊まるというばかなことをやってみました。確かに新しい経験にはなりましたが、想像していたものとは違っていて、残念ながら想像力をかきたてられませんでした。

ドバイは人間の欲望をそのまま街にしたようなところでした。

なんでも世界一がいいわけでもなく、絶景でもなんでもありませんでした。

今やネットを通してインスタグラムなどで世界中の様々な画像が見られます。そんなすごいところに行けば感動するだろうと思わせますが、現実を目にすると、それほどではないのです。

想像の世界と、現実の世界とのギャップこそが、脳には面白い刺激になるように思います。旅行へ行くときには、ガイドブックを眺め、ネットで検索してできるだけ情報を集めると、脳の中では架空の映像があふれてきます。しかし、現実を目にすると、予測した風景と違うことに気が付きます。

何もない殺伐とした砂漠に立てばきっと面白い体験になると思いますが、実際には日中はあまりに暑くて思考すらできないレベルです。早朝と夕方しか砂漠へは行けません。四駆などで砂漠を走るツアーも早朝でないとできないのです。

現実とはそんなものでしょう。いろんなところへ出かけていきますが、いろいろ見てくると、次第に感動を得ることが難しくなってきます。

今まで行っていないところへ行くというだけでは、どうもだめのようになってきました。いわゆる有名観光地はどうも面白くなくなってきたのです。

それが歳のせいということなのかもしれません。しかし、それを乗り越える面白い旅を考えることも、脳への最大の刺激でしょう。

芸術活動は脳に活力をみなぎらせる

料理で脳を活性化

畑仕事などまったくやったことがなかったのですが、今住んでいる東京の西の地域には、市民農園や無料で畑を貸してくれる方も多いのです。

そこで野菜を作り始めて、3年目になりました。

ジャガイモやサツマイモなどが採れるようになり、その食べ方をいろいろ工夫するようにしています。

料理を作ることは、同時にいろいろやるので脳を刺激するにはいい方法です。

だから認知症になると、料理がうまく作れなくなるというのが症状にもなります。

私の母は脳血管性認知症でしたが、なすの焼いたものばかりが出てきたことを憶えています。

それも焼きすぎのなすでした。

最初はそれが認知症の症状とは気が付かなかったのです。それほど料理を手順よく作るのは大変ということです。

私は子供の頃から物を作るのが好きだったので、だんだん、いろんな料理を作りたくなってきました。と言ってもそんな難しい料理を作るのではなく、いわゆるおおざっぱな男の料理とでもいいましょうか、わかりやすいものを作っていくわけです。

イタリア旅行でパルミジャーノ・レッジャーノチーズと20年もののバルサミコ酢を買ってきました。それをおいしく食べるにはどうすればいいか考えました。リゾットがいいことに気がつき、ネットで作り方を見ながら、適当にやったらそこそこできてしまいました。

この適当というところが重要で、自分で考えながら料理をするという意味なのです。

むろん初めはレシピ通りの分量で味付けしていくのですが、一度作ってしまうと、どれくらい時間をかけて炒めるとか、煮るとかがわかってきます。

そうなればこちらのもの、自分の感覚で米の硬さを見ながら煮詰めていきます。その自分の感覚に頼って料理を作るのが実に楽しいですし、脳を使うことになります。

かなり前に料理学校へ通ったことがありました。まあ、とにかくなんでも経験してみようということで、大学病院をやめて、作家になったときに、何かを体験しようと思って、料理学校へ行ったのです。

ところが、料理学校が面白くないのです。なんでも手順通りで、面白くありません。もちろん初心者ですから、基本を憶えなければいけないのでしょうが、決められたように作るのがいやになっていました。そこに創造性がなかったのです。

本来、料理は創造的なはずですが、基本を学ぶコースだったので、しかたがなかったのでしょうが、私には満足できませんでした。

だから途中でやめてしまいました。それでもそこで学んだ基本的な切る作業はあとから役立ちました。スプーンで味を見ながら、料理をしていくのはまるでシェフのような気分で、なかなか格好いいのではないかと思っています。

ある程度リゾット作りのコツがわかったので、日本のお米ではなくイタリア米をネットで購入して、リゾットを作ってみました。

ちょっと素材を工夫していくと、料理は非常に面白いのです。

年齢とともに、何かと他人まかせになりがちです。それを防ぐために、自分でなんでもしようと思っています。

とくに料理は自分でやるという思いが強いのです。

それに、料理と言っても食べ方で遊ぶということもできます。

大人のメロンソーダというのがあって、メロン1個を使って、真ん中をくりぬいて、そこにソーダ水を入れ、アイスクリームを落として、まるまる1個を1人分のメロンソーダにするのです。

これをパーティなどで出すと、すごく贅沢に感じるようで（決して高いメロンではない）お客様はみな喜んでいます。

人を驚かせることこそ、面白いですし、自分の脳にとっても刺激になります。

さらに、ジャガイモをスライサーで薄く切って、油で揚げてポテトチップスを作ってみましたが、意外やこれがみなさんに好評でした。

これなど料理とは呼べないにしても、食をみんなで楽しむのは、最高に面白いのです。

そんなちょっとしたサプライズのようなものを考えることが楽しいものです。遊びも入った料理は、大勢の人が来たときにはとくに喜ばれますし、どうやって驚かせようかと考えることこそが大切です。

男が料理をするとなると、奥さんは台所が散らかってしようがないと、いやがる方もいるようです。ここはひとつ大目に見て、がんばっている旦那さんの姿を面白がってもらいたいと思うのです。

ピアノで脳を活性化

60歳を過ぎて、何か新しいことに挑戦しようと考えていました。

ピアノを弾けると格好いいなという曖昧な思いだけで、ピアノの練習をしてみようと思ったのです。

もちろん楽譜も読めませんし、楽器の演奏はギターを高校時代ちょっと弾いたレベルで、すでにギターのコードすら憶えていません。

音楽はいろいろなジャンルを聴いてきたので、それなりの知識はありました。

ピアノを弾きたいといっても、教わるのは苦手で、独学でやろうと思いました。

電子ピアノを買って、教本を見ながら練習しましたが、結局うまくいかず、ピアノは1ヵ月くらいやってまったく練習をやめてしまいました。

2年くらい経ったところで、なぜか急にピアノの練習を再開したのです。

ピアノの先生に習う気もありません。そんな状況でどうやってピアノを習うのかと思うかもしれませんが、さすがに今の時代、iPadのアプリで完全に自分だけでピアノレッスンができるものがありました。

まさにゲーム感覚で、ｉＰａｄのほうで音程、和音を感知して、私が弾いた音が正しいかリズムがあっているか判定してくれるのです。

１日１時間くらい弾いていると、指が痛くなって続きませんが、それでも毎日練習が続きました。アプリがうまくできていて、すぐに曲と一緒に演奏させてしまうので、まるで曲が弾けるようになったかのように思ってしまいます。

60歳を過ぎてから素人がピアノを弾けるようになるのだろうかと、ある種の実験でもありました。まあ弾けるというレベルで考えると、このまま練習していれば、それなりに弾けるようになるような気がしていました。

ギターの場合はコードを指でしっかり押さえられないということもあってだめだったのですが、ピアノは鍵盤を押さえればなんとか音が出るわけで、うまくは弾けませんが、音は出せるのです。

毎日少しずつ練習していると、確かに進歩していくことが実感できます。

まさに脳の中が変化している感じです。楽譜も多少読めるようになりました。

楽譜を見てピアノの鍵盤のどこを押せばいいのかもわかってくるのです。こうなってくると電子ピアノでは物足りなくなりました。

多くの人がそうなるようで、本物のピアノで弾いてみたくなるのです。

それもアップライトでなくグランドピアノの本物が欲しいと思い始めたのです。

どうせならスタインウェイがいいと考え、新品ではあまりに高いので、1968年製の中古のスタインウェイを買ってしまったのです。

ふらり入った中古のピアノ屋さんにそれが置いてあり、Am（Aマイナー）の和音を一度弾いただけで決めてしまいました。いい音なのかわかりませんが綺麗な音だと思ったのです。

我が家にスタインウェイが来て、練習風景をSNSにアップしていると、ピアノを弾ける人は異口同音に、「いやー、全然音が違いますね」と言うのです。

自分の価値観を認めてもらったような気分になりました。結局そうやって名器の持つオーラを楽しむことが、私には楽しくてしょうがありませんでした。

もちろんその後も、スタインウェイでピアノ練習はしましたが、最大の収穫は、いろんな音楽をやっている人がピアノを弾かせてほしいと言ってくるので、自宅でミニコンサートをするようになったのです。

月に一度、プロのミュージシャンを呼んで、演奏をしてもらうようになったのです。

音楽好きや演奏家とつながって、まったく私の知らない世界を知ることができました。

歳を取ってくると今さら、人脈を広げる気もしませんし、そのチャンスもないものです。しかし、趣味の世界から入っていくと、まったく新しい世界や人たちを知ることができます。

ピアノ練習により、さらに新しい人との会話ができるようになり、それが最大の脳への刺激になったのです。

記憶や想像で脳に働きかけることは必要

匂いという刺激

脳は五感で刺激しましょうと言いますが、実際には視覚からの刺激が一番多いでしょう。嗅覚となるとなかなか刺激するチャンスは少ないものです。食事のときにおいしい物を食べていると匂いを気にする程度ではないでしょうか。

脳と匂いは密接な関係があります。夕方、診療が終わって自宅まで300mくらい歩くのですが、その間に夕飯を作っている様々な匂いが漂ってくるのです。

それだけで、私が子供の頃、母が台所に立って料理を作っていたシーンがよみがえってきます。なんとも懐かしい気持ちになります。その匂いをきっかけに、子供のときに住んでいた愛知県の岡崎市にあった紡績工場の社宅のことも思い出しました。

まさに一瞬にして記憶をよみがえらせてくれたのが、匂いだったのです。

ある研究によれば、視覚や聴覚などより、嗅覚のほうが、昔の記憶を呼び起こす作用が強いといいます。

視覚的な記憶は11歳～23歳くらいまでのものが多く、匂いはもっと子供の頃、6歳から10歳くらいの記憶をもっともよみがえらせるようです。

これは嗅覚がほかの感覚とは違う経路で脳の中枢に達しているからです。

嗅覚以外の感覚は視床という場所を経由して大脳皮質に情報を送りますが、嗅覚は記憶に関係する海馬に直接入っていきます。

さらに感情などをチェックしている扁桃体に情報が送られるので、匂いは記憶や感情を直接的に刺激するわけです。

また匂いと記憶の結びつきは、最初に嗅いだ匂いとそのときの記憶がもっとも強く結びつきます。だから子供のときの記憶は匂いと深く結びつくようになるのです。

匂いの刺激によって脳を活性化できるという研究も多くみられます。

子供のときに多くの匂いにさらされることが脳の成長に大切になってきます。

つまり自然の中で自由に遊ばせることこそが、脳をよく発達させるわけです。

神経質なほど無臭にこだわり、清潔過ぎることは子供の脳にはよくないということでしょう。

また認知症の予防や、脳活性という視点から、様々な匂いを体験させて、脳を元気にすることも可能です。

人はどうしても慣れた匂いに安心感を持ちます。ときには、今まで体験したことがない、匂いで脳を刺激してみてはどうでしょうか。

同窓会で脳が刺激

70歳を過ぎてくると、同窓会が増えてきます。高校時代の同期会や医局にいたときの同僚である開業医の仲間に会う機会がありました。

まだ現役で働いている仲間も多かったのですが、すでにリタイアした連中もいました。さすがにみな歳を取ってきたようです。毒気がなくなり、話しやすくなったところが、むしろ残念な気もしました。

少し前ならもう完全に老後ということでしょう。しかし、今や女性の平均寿命は90歳近くなり、男性も80歳を超えてきました。

私のクリニックの外来診療に来ている患者さんも70歳代はみな元気な人が多いのです。

最近、私は自分の人生を医者になって働き始めた30歳以降を15年間で区切って考えてみました。

大学病院で教育、研究、臨床をやっていた15年間、大学病院を辞めて作家業にほぼ専念していた15年、そのあと60歳を過ぎた人生最後の15年間という見方です。

大学病院にいた頃は研究への情熱もありました。作家業に専念していた頃は、創作意欲にあふれていたように思います。書きたいものが次々に浮かんできたものです。自分の立場の不安定さや劣等感、さらには経済的な理由もあって、創作への意欲は満々でした。

だから原稿を書くことはまったく苦にはならず楽しくて仕方がなかったのです。

さすがに60歳を超えてきた頃から、絶対的な意欲というか、書き切ってしまうぞという情熱がなくなってきたのです。

簡単に言えば「やる気」が出てこなくなったし、開業医の仕事が忙しくなって、それほど作家業に専念する必要もなくなってしまったのです。

もちろん出版業界が非常に低迷して、昔のように本を自由に出せなくなったことが、創作意欲がなくなった最大の理由なのですが。

それにしても、脳が衰えてきたという感じはありました。

歳を取れば、脳が衰えてくるのは当たり前だと考えてしまいます。しかし、それより脳の中に意欲を作り出す理由が次第になくなってきてしまうのです。

そこそこの生活、健康でいればいい、だいたい海外旅行もしたし、子供たちも独り立ちしたしと、安定してくる要素が多すぎるのかもしれません。

意欲を作り出せない環境にいれば、脳はますます刺激を好まなくなり、脳は衰えていってしまいます。

これはまずいと思い、具体的な行動を取ることにしたのです。

車もいろいろ乗ってきました。最近、長距離ドライブもしないから、もうどうでもいいと思っていたのですが、もう一度オープンカーを買おうと思い立ったのです。

というのも、オープンカーに乗ると男性ホルモンが増えるという研究があったからです。

同窓会で、同僚たちに会って、まだまだがんばっている連中がたくさんいたことが刺激になったように思います。

同窓会は同じような話ばかりするから、行くなという意見もあります。

しかし、私の同僚は意外にも、スキーのインストラクターをやっていたり、現役の不動産屋がいたり、みなアクティブにやっているのです。

開業医の仲間もまだまだ、仕事に忙しそうです。

そんな元気な仲間の姿は非常に励みになったように思うのです。

イメージする訓練

ガレージハウスというのは車好きの男の夢でしょう。

ガレージに止めた自分の愛車をずっと眺めていられるように、車庫の横を大きなガラス張りにして、居間に車を入れられるようにする家です。

そんな環境を作るにはどうすればいいか考えてみるのです。自分の車を部屋に入れたらどうなるか、車庫と部屋の関係など綿密にイメージして、大雑把な絵を描いてみるのです。

家作りは常にそうですが、いかに想像力を活かしてイメージするかが大切です。

実現できなくとも、イメージすることで、脳は十分刺激できます。

これはすべてのことに言えるのかもしれませんが、イメージと実際をどこまで近づけることができるか、それを考えることが創造性につながります。

これはまさに脳の前頭前野のもっとも重要な働きのひとつなのです。

どんなに設計に凝った家でも、使ってみると、こうすればよかったということが多いものです。

素敵な大型ソファを居間に置いても、結局座りにくく、床に寝転がってテレビを見ることが多かったり、アイランド型のキッチンにしたら、片付けるのが面倒で、毎日が大変になったりします。

雑誌などで素敵なイメージを植え付けられてしまうと、どうもそのイメージが強くなり、実用性とかけ離れてしまい、先入観のイメージが優先されてしまうのです。

テレビでは、家を見にいく番組など、非常に綺麗に片付けてある家を、やたらに褒めていきます。実際に使ってみたらどうなのかには触れません。あくまで、理想で作った家でしょうから、見た目の綺麗さは実用性とはかけ離れているものです。空間を広くするためにやたらと天井を高くしてしまうと、音が響いたり、光熱費がかかってしまったりするデメリットがあるのに省かれて放送されています。

だから私はそういった番組では、むしろ欠点を想定して、実際にはこんな苦労があるんだろうなとイメージしてしまいます。

まあ、それも脳の訓練なのです。

私もログハウスを建ててから、ガレージハウスのように車庫に置いた車を、家の中から見えるように窓を改造しようと思いました。

しかし、構造上無理がありイメージ通りに改造はできません。

結局、引き違いの窓枠ごと交換して、ＦＩＸ窓にしてみました。

すると、大きなガラス一枚の窓にしただけなのに、想像以上に窓から見える車が額に入った大きな絵画のようになり、いい感じになったのです。

何度もイメージして、改造案を検討したのですが、実際はそれ以上の効果がありました。

できるだけリアルにイメージすることは、実は非常に脳を刺激することができます。

部屋の配置換えなども、動かす前にまずはできるだけ想像力を活かしてみましょう。

その習慣が身につけば、何かを買うとき、実際に生活がどう変化するか、リアルにイメージできるようになります。

ネット社会ではすぐに映像が手に入りますが、そこからさらに自分のイメージを働かせることが重要になってきます。

騙される脳

私たちが普段、目にするものの評価はどうなされているのか考えてみました。

例えば、絵画は絶対的な評価ではないでしょう。ゴッホの絵を、まったく知識を持たないで見て、心からいい絵だと思うことができるでしょうか。

私たちは何十億円もする絵だからとか、ゴッホの歩んだ人生をそれなりに知っているからこそ、偉大な絵だと思えるのです。

有名レストランで食事をするとき、三つ星の店だからという情報が入っていると、さらにおいしいと思うのが脳なのです。

高級ワインのラベルを安いワインのラベルに張り替えて、ソムリエにテイスティングをさせると、ほとんどが騙されてしまうといいます。

どんな鋭い味覚や嗅覚を持っていても、残念なことに、安いワインという情報が先に入ってくると、その支配から脳は逃れることができないのです。

実はそれを私たちは日常の生活の中でむしろ活かして楽しんでいるのです。

バイオリンの名器ストラディバリウスと、近年の名器と聴き比べて統計を取ってみると、ほとんどの人が近年の名器のほうがいい音がすると判断するようです。

それはバイオリニストでも判別ができないといいます。

つまり私たちがいいと思っていることの多くは絶対的な評価ではありません。曖昧であり、様々な知識がかなり影響してくるわけです。

だから偉い人が言った、有名人が認めているなどの価値観を、高級なもの、いいものとして受け入れているのです。

ブランド商品などまさにそれではないでしょうか。ブランドという絶対的な価値の前には、客観性も分析力も失われて、むしろいいもの高いものという価値観を楽しんでいるのかもしれません。

つまり騙されることで、脳は私たち自身を楽しませているのではないでしょうか。

自分で分析して、価値を決めていくことは非常に大変です。

だから他人の力を利用して、それを行っているのです。

ときには騙されることも、人生を楽しむためには必要ではないでしょうか。

人に会うと脳は元気になる

リタイアすれば急に人に会わなくなってしまいます。

そうなると、1日だれにも会わないで終わってしまうこともあるでしょう。

仕事での人間関係は非常にドライなものです。私が大学病院時代に、健康管理部という外来診療をやらない部門に異動したとき、それまで毎日医局に来ていたMR（製薬会社の営業マン）がまったく来なくなってしまったのです。

院内で薬を処方することのない医者はMRにとってみれば、用事はないので、それは当然のことでした。しかし、あまりの切り替えの早さに驚いたものです。

また、大学病院を辞めて作家業を中心に生活を始めたとき、それまでは医局へいけば、とにかくいろんな人が出入りして、いろんな情報が飛び込んできたのですが、医局を辞めたと同時にまったく人に会わないでいい生活となりました。

それではいけないと思い、できるだけ異業種の人に会うように意識して外出していたものです。

医者というのは普通、狭い医療の世界にいるだけなので、医療関係以外のいろいろな職業の人に会うチャンスは非常に少ないのです。

私が作家業主体になったとき、仕事や取材でいろんな人に会っていくと、学歴など関係なく才能豊かに活躍している人がいかにたくさんいることに気付かされました。

最近ようやく、作家になって、もっともよかったことはそれだったのだと気が付きました。つまり人に会って、いろんな情報を手に入れる、それもまったく関係のない、テレビ業界や音楽業界の情報といったものです。

それ自体がすぐには役立ちませんが、あるときそんな情報から、アイデアが出てくることがあります。そういった異業種の人たちと話をして得た情報が、役立っているのです。

その点、昔の医局の仲間に会って食事をすると、結局医療業界の話になってしまいます。私にとって情報性はないので、面白くありません。

脳を刺激する有効な手段は、人と直接会って話をすることです。

それもいつもの仲間同士ではなく、異業種の人たちと、多少の緊張を伴うような会話こそが、脳を刺激するし、将来意外に仕事に役立ったりするのです。

むろんそういう人脈こそが人生では非常に大切なことです。

実際、私もそれを経験してきました。

ある出版社の社長にお会いしたとき、何か自分の得意分野でとにかく1冊売れる本を書きなさいと言われました。

その言葉がなんとなくずっと頭に残っていて、神経内科の経験を活かして脳関係の実用書でベストセラーを出すことができたのです。

一時期テレビにやたら出ていたとき、私に会いたいという人がたくさんいました。

会いに来た人に、「作家業としてやっていきたいがどうしたらいいのか」というような質問をされ、本の売り方、書き方のアドバイスをしました。

まだ演奏家としてデビューしたての女性に、私なりの営業の仕方や売り込み方のアドバイスをしたこともあります。

その後、作家になりたいと言っていた方は、見事にベストセラーを出して出版業界で成功していますし、演奏家としてデビューした女性は自分の仲間でオーケストラを作って、全国で演奏をしています。

私のアドバイスが多少なりとも、他の人の生き方に影響していると思うと、世の中に役だっている気がしてうれしく思えるものです。

やはり人に会って会話することは、お互いに刺激し合え、大切なことなのだとつくづく思います。

脳の衰えを感じる前に、とにかくいろんな人と出会えるチャンスを作っておくべきなのです。

作ることが
脳の想像性を
豊かにする

作り続けよう

都内に私の事務所があり、週末はそこで出版社の人と打ち合わせをしています。

以前の事務所から引っ越して3年くらい経過したので、内装をいじってみました。

椅子だけは以前の事務所から持ち込んでいたのですが、さすがに傷んできたので、一気に替えてしまうことにしました。

以前から欲しかったカルテルというイタリアの会社のポリカーボネイト製の透明の椅子にしてみました。

ネットの検索で見ていたのですが、一応、購入前に本物に触ってみようと、表参道にある日本の代理店に行ってみました。

ポリカーボネイト製の椅子は見た目には頼りなさそうに見えますが、座り心地はいいのです。

さすがに家具の有名ブランドだけのことはあると思いました。同時にネット検索だけの世界と、こうしてリアルな体験として物を感じることには、ずいぶん差があるものだと、改めて考えさせられました。

知識として持っていても、実際に触ってみると、思っていたこととはまったく違う場合もあります。

ネットとスマホの世界で生きている現代人は、わかっているようで、見ているものの多くは幻想というわけです。

事務所は3年かけて、昔から思い描いていた雰囲気になってきました。なかなかの達成感です。

さらにいま住んでいるログハウスのウッドデッキにおいてあった大型のスイングソファもだいぶ傷んできたので、解体して、新しいスイングソファに入れ替えました。

慣れた空間をいじるのは、もったいないということもありますが、新しく家具を探し、購入する面白さは最高です。

新しい家具で生活してみると、慣れた空間も新しいものになって、脳を十分刺激してくれるように思います。

家具を捨てる無駄はありますが、思い切って入れ替える判断も、大きな刺激を得るには必要です。

歳と共に「まあ、このままでいいか」ということになりがちですが、破壊と創造は必要なことです。

60歳を過ぎてから、何をするかは大きなテーマです。リタイア後に何か趣味を始めようとしても無理があるのです。

好きでもないことを無理して始めても、決して長続きしません。

リタイアする前から、仕事以外に、自分が夢中になれるものを探しておかないとだめなのです。

私の生涯の趣味は、ものを作り続けることだと、わかってきました。

作ると言っても、細かなものを「作る」と、大きなものを「造る」、さらには文化や音楽を「創る」という創造の世界もあります。

これらすべての意味を含めて、作ることが重要だと思うようになりました。

料理を作るということでも、いろんな工夫が必要ですし、人間関係を作るという意味も十分に「作る」ことになります。

部屋の家具の入れ替えでも、空間創りということになれば十分に作るという作業です。自分の感性を活かし、「いろいろな作る」が重要なのです。

歳を取っても何かを作ることはできます。その活動こそが生きがいとなり、生きている証になるように思うのです。

そんな大げさに考えることはなく、自分のできる範囲での「作る」ということを考え続けるべきなのです。

そうは言っても、私は自分がいる事務所と自宅の2つの空間創りをやってしまったので、また新しく何か作るものを探さないといけないのです。

指を動かそう

iPadのアプリを使った独学のピアノ練習を始めて1年が経過しました。当たり前ですが、まだまだコンサートはできません。

ギターは高校時代、ビートルズが全盛期の頃だったので、多少いじっていましたが、とても弾けるというレベルにはなりませんでした。

ピアノをやりだすとまたギターも触ってみたくなるもの。

ピアノもそうですが、まずは形からはいってみました。エレキギターとくればギブソンとか勝手に思い込んでいたので、飾るためのギターと称してネットで見栄えの良いギブソンのギターを買ってしまいました。

ギターをいじってみると、コードを押さえるためには左指にもっと力が入って、精緻に動かないとだめだと痛感しました。

むろんピアノも左指の動き（つまり低音側）がまだまだ思うようにいきません。あるピアノの先生に「どうしたらピアノが上達します？」と聞くと、「ピアノ以前に普段から左手をもっと使っていかないとだめですよ」と言われてしまいました。

その意味が1年経過してようやくわかってきたような気がします。さらにギターのコードを押さえてみると、やはり左指の動きがまったくだめなのです。

脳の研究で、バイオリニストやピアニストの指を動かすための運動神経の中枢は、何もしない人より大きくなることが証明されています。

つまり外からの動きによって、脳の中の神経回路が変化して大きくなっていくわけです。指先を精緻に動かすには中枢側も大きくならなければいけないのです。

毎日30分くらいの練習ではとても、1年くらいで脳の神経回路を変化させることができないでしょう。指の動きもなかなかスムーズにいきません。

それに年齢的な限界もあります。子供の脳であれば、脳への刺激によってどんどん進化していきますが、大人の脳、それも60歳を過ぎた脳では簡単に変化は起きません。しかし、起きないわけではないのです。

ポイントはやはり左指です。なんらかの特訓が必要であると気が付いたのです。

日常の生活の中で左手を使うというわけにもいかないので、ギターのコードを押さえる力を付けるために、指それぞれで押さえる器具があることを知りました。

トランペットの指で押さえるところだけみたいな器具です。

まさに星飛雄馬が大リーグボール養成ギプスを着けたように、左指に運動負荷を普段からかけてみることにしました。

犬の散歩の40分くらい、左手にその器械を持って、指を動かし続けたのです。

思わず「行け、行け、飛雄馬」と歌ってしまいそうです。

これも、少しでもピアノとギターの演奏が進歩すればと思うためなのですが、この挑戦自体が60歳過ぎの脳が練習によってどこまで変化するものか知りたいということもありました。

「継続は力なり」そんなことは百も承知ですが、実際は続かないものです。しかし、幸いピアノ練習は1年経過しても飽きずにやっています。

脳の神経回路が多少なりとも変化していることは間違いないように思います。

楽譜の音符とピアノの鍵盤の関係がわかってきて、楽譜を見ながら簡単な曲は弾けるようになりました。

ピアノのコードも多少弾けるようになってきたのです。

まったくできなかったことが、できるようになったのですから、練習さえ続ければ到達するレベルは低いにしても、脳に明らかに変化が起きているように思います。

つくづく、年齢に関係なく脳の持つ可能性を感じているのです。

大工仕事と筋トレ

大工仕事は子供の頃から、いろいろ親に手伝わされて、おかげで床の絨毯の敷き詰めから、タイル貼りまでやればできてしまうのです。

大人になってもいつかは大工仕事を趣味にしようと思っていました。

ウッドデッキの空間に、物置になるように、周囲の梁だけをプロの大工さんに作ってもらい、なんとなく置いておいたら中途半端な空間となっていました。いわば昔の物干し台のような感じだったのです。

畳4畳もない空間をどう活かしていくか、考えていくだけでも楽しいし、脳の刺激になります。広い家で広い庭ではなんでもできてしまいますが、狭い空間をどう活かすか考えることこそ醍醐味があるのです。

この立案、計画、実行をしていくときに刺激されるのは、前頭前野と呼ばれる大脳の中のもっとも発達した部分で、人間だけが持つ優れたところです。だから「どうしようかな」と考えることは創造性にもつながっていき、その延長上にはアートがあるわけです。

さんざん悩んだ結果、杉板を周囲に張っていこうと思い立ちました。昭和の家は杉板を横張りしている家が多かったのです。しかし、今回は杉板の鱗張りという、手の込んだ手法をとることにしました。

30〜40㎝に切った杉板をずらして張っていき、見た目が鱗のように見えることからそう呼んでいます。

張っていくことはそれほど難しくはないのですが、杉板の材料が普通の張り方の3倍くらい労力が必要になります。

知り合いの大工さんに電動ノコを借りて、まずは杉板をカットしました。そのカットした板だけでもかなりの量となったのです。

それを床側から上へ張っていくのですが、想像以上に手間がかかりました。

しかし、その作業をしているときは最高に充実感があり、時間が経つのを忘れてしまったのです。

昔、子供の頃にプラモデル作りに夢中になっていたときと、まったく同じ気持ちになっていました。

やはり好きなことを集中してできるのは、最高に楽しい時間です。

鱗張りが完成してしまうと、今度はできあがった小屋の中をどうしようかと再び考え始めました。

こういったどうでもいいようなことを、ネチネチ考えて、いろんなアイデアを出すことが非常に面白いし、実に刺激的なのです。

まったく制限なく、アイデアをひねり出すのです。畳を敷いて茶室にする、大きなモニターを壁に張って、映像を体験させるシアターにする、ゲームと連動して動く椅子を入れてしまう、ニューシネマパラダイス風のアンティークな映画館にしようかなど、あらゆる可能性を考えてみました。

むろん、予算の関係もあり不可能なものが多かったのですが、考える分には、発想の練習にもなっていいものです。

たまたま、連休で地中海のクルーズへ行ったのですが、船内のフィットネスのトレーナーに、筋トレの基礎運動を習ってみたのです。というのも本気で筋トレをやってみようと前から思っていたからでした。

年齢と共に筋肉が減ってきてしまいます。筋トレをしないとどうしても体脂肪が増えていきます。長期的には肥満になってしまいます。

だから本気で筋トレを開始することにしたのです。そこで鱗張りした小屋に、筋トレ用のマシンを置くことに決めました。

大工仕事から筋トレマシンという展開は自分でも想像していなかったのですが、結局、健康のためにはいいわけで、脳を刺激して、さらに筋肉もつくということになったわけです。

ウッドデッキの空間思考

私が住んでいるログハウスにあるウッドデッキはそれほど広いわけではありませんが、いろんなものを作ってきました。

東屋、ジャグジー、ボルダリングの壁、滑り台などで、滑り台は私のからだの幅に合わせて作りました。以前はログハウスの中に入れていたのですが、今ウッドデッキの東屋と組み合わせてウッドデッキに置いてあります。

海外のリゾートで見たものや、クルーズ船にある遊びの空間などを、再現しました。

今年は外国から友人が子連れでやってくるというので、プールを作ってみることにしました。

プールといえば、子供用のビニールプールの小さなものと思うかもしれませんが、２ｍ×３ｍの普通の家にして、結構な大きさの組み立て式のプールを作ってみました。

枠組みを作り、その中に水を溜めるシートをはめ込み、水の重さでうまく支えられるようになっています。外国の家であれば、プール付きはそれほど珍しいことではないでしょうが、狭いウッドデッキにできあがったプールに水を溜めるだけでも半日以上かかってしまいました。

深さは75㎝で、大人が大の字になっても、気持ちよく浮けます。子供のためと思っていたが、暑い日にプールに入ってみると、想像以上に気持ちがいいのです。

こんなサイズでも十分に海外リゾート気分にさせてくれます。海外の高級リゾートには必ず部屋ごとにプールがついていて、それがうらやましくてたまらなかったのです。

いつかは我が家にプールを、それは長年の私の夢でもありました。

我が家の簡易プールであっても、いい感じなのです。もちろん海外からやってきた子供も大喜びでした。

毎年こうやってウッドデッキにいろんなものを作って、遊んでいます。

大げさに言えばウッドデッキは私の創造の場、油絵で言えばキャンバスです。

もっと言えば、自己表現の空間です。できあがった空間はアート作品と言っていいのかもしれません。

遊びに来た友人が、「ここは先生が好きなように作った作品のようですね」と言ってくれました。

これは最高の褒め言葉です。

私もこのウッドデッキの空間でいろんなものを作っていくことが楽しくてしかたがないですし、常に脳を刺激できます。

ただ、できあがってしまえば、そういうこともできるんだと思うかもしれませんが、そこにたどり着く思考過程が実に面白く、楽しいわけです。

趣味の中で、もっとも認知症発症の抑制効果があるのは、絵画や彫刻などのアート系です。ウッドデッキの空間、それもかなり狭い空間にどんなものを置けば楽しいか、どういうものが作れるのか、それを考えていく過程は十分にアートの世界だと思います。

お金もあり、土地も広ければいかようにでもできるのでしょうが、小さな空間にそれを実現していく面白さはまた別のものでもあるし、十分に脳を使います。

簡易のやや大型のプールを作ってみて、やはり今度は本格的なプールが欲しくなってきました。狭い空間の中にどうやってプールをはめ込むかは、ジグゾーパズルなみですが、それを実現させるには、十分な空間的な思考が必要です。

無限ではない空間に、無限の思考をしていくことは実に刺激的で楽しいのです。

車に乗り、動かすことも頭をよく使う

自動運転とアナログ

電気自動車（ＥＶ）が日本ではあまり普及していませんが、新しい物好きの私はテスラモデル3を注文してみました。

大きさと重さが日本で使えるサイズということもありましたが、車好きなので、以前からいろいろな情報を持っていました。

２０１９年5月末から日本での予約販売が始まり、なんとなくテスラのＷＥＢサイトを見ているうちに、いつでもキャンセルできるとあったので、ワンクリックで予約してしまいました。

今までは、ディーラーに電話すれば、担当者が自宅にやってきて、パンフレットを見せながら説明してくれました。

しかし、テスラには日本のような車のディーラーがなく、すべて購入希望者が書類など揃えなくてはいけません。

ネットで自動車を（それも試乗もしないで）購入するのは、なかなか勇気がいります。だいたいパンフレットすら存在しないので、車の情報源はテスラのＷＥＢサイトかテスラ好きのあつまるＳＮＳくらいしかないのです。海外のＹｏｕＴｕｂｅには、詳しい試乗体験がたくさんあり、かなり参考になりました。

購入希望者はその日のうちに、30万円をクレジットカードで振り込まないといけないのです。だから結構スリリングな経験でもありました。

ＷＥＢで申し込んだのはいいのですが、まったくその後連絡がないのです。普通、営業マンからいつ頃納車ですと説明があるわけですが、ＷＥＢで注文しかできず、そのあたりの情報はまったく手に入らないのです。

１ヵ月くらいして突然、登録に必要な車庫証明の書類などが送られてきました。

このあたりも、いつも営業マンに甘やかされていましたから、自分でめんどうな書類を書くなどとは思ってもいませんでした。

ＥＶを購入するために、想像以上のアナログな作業が待っていたのです。

自腹を切っているからこそ、真剣になります。確かに新しい経験であり、謎ときのような作業は面白くてたまりません。

書類を送って、しばらくまったく連絡がありませんでした。

2ヵ月くらいしてようやく、今お客様の車が船で日本に向かっていると電話がありました。ワンクリックで自動車を購入したわりには、電話連絡と郵便物のやりとりなので、あまりにアナログの世界に笑ってしまいます。

時代はAIだの言っていますが、便利になっているかというと、そうでもなく、まだまだ脳を使っていかないと目的は達せられないのです。

空き地で頭を使う

コロナ禍で私のような開業医は、コロナワクチン個別接種があり、いままでにない忙しさで精神的にも肉体的にも疲れ果てていました。

人間、あまりにやることが多いと、どうでもいい（実は非常に重要なことであったりする）考えが浮かんでこないものです。

ワクチン接種で、ただでさえ大変だったのに、深夜、時代小説の原稿に集中していたので、ほとんど余計なことは考える暇がなかったのです。

ところが、多少時間の余裕が出てくると、いつものように、またどうでもいいようなことを考え始めるものです。

私の住んでいるログハウスの横には狭い私道があり、それを挟んで古い一軒家が建っていました。それが更地になり、以前の敷地を二区画にして、二軒の建て売り住宅が建つことになりました。

目の前が更地になると、空間がひろびろして、抜け感がなんとも気分がいいのです。

隣が神社だったので、鳥居もしっかり見えるようになり、ありがたさも100倍となりました。

借景として神社の大きな樹もなかなかいいじゃありませんか。

私の書斎から見える風景がすっかり変わってしまい、もはや緑に囲まれた別荘からの眺めです。

こうなってくると、この環境を変えたくないと思い始めました。

ここに二軒家が建って、この静かな環境が変わるのはいやだと思い始めたのです。

原稿を書くのに、静かで景色のいい、今の環境を保全したくなったのです。

で、いっそのこと環境保全のために、前の土地を買ってしまおうと考え始めました。

もちろんお金はないので、借金です。この歳になって借金というのもなんですが、まあ、世のため環境保全のためです。

周囲に昔から住んでいる人も、建て売りができて、環境変化は望まないだろうと勝手に思い、なんとか手に入れたのです。

更地が手に入るとなると、今度は別のことを考え始めました。

むろん別宅はいらないので、まずは芝生でも植えてゴルフ場のグリーンみたいにするのはどうだろうかと思いました。しかし、いろいろ調べていくと、芝生の維持はとんでもなく大変で、とても私にはできません。

それでも芝生の中で、バーベキューをやれば楽しいことでしょう。だがそれでは最初のコンセプト「静かな空間を保全する」からは離れてしまいます。

資金が無限にあれば、完全防音の音楽堂など造って、みんなに使ってもらうのも楽しいと思うわけですが、現実的な話ではありません。

いろいろ考えていくうちに、エアー・ストリームというアメリカのキャンピングトレーラーが格好いいではないかと思い始めたのです。

エアー・ストリームはよくアメリカの映画に出てくる、ジュラルミン製のボディでまるっこいバスのような感じの金ぴかのキャンピングトレーラーです。

キャンピングトレーラーの利点は、固定資産税がかからない、減価償却が数年でできるとか、税制面でかなり有利なのです。

もちろん家を建てるより安いですが、それでも高級外車くらいのかなりの金額です。

しかし、最大の問題は、空き地まで運び込む道が狭く、運び込めない可能生がありました。

こうなってくると徹底的に調べたくなりました。道幅をレーザーの距離計で実測して、地図の縮尺と同じサイズにしたエアー・ストリームの切り抜きを作りました。それを使い実際に角を曲がれるかやってみました。

曲がれるのですが、まったくギリギリでした。しかし、中古のエアー・ストリームを売っている店へ行き、店のお兄さんにこのことを説明すると「ああ、全然大丈夫ですよ」のひと言でした。

実際に搬入するときも、タンドラという大きなピックアップトラックで引っ張ってきたのですが、一発で角を曲がってなんなく搬入してしまったのでした。

まあ、それにしてもエアー・ストリームを搬入するまで、いろいろシミュレーションをして頭を使いました。

第3章

脳を休ませる方法

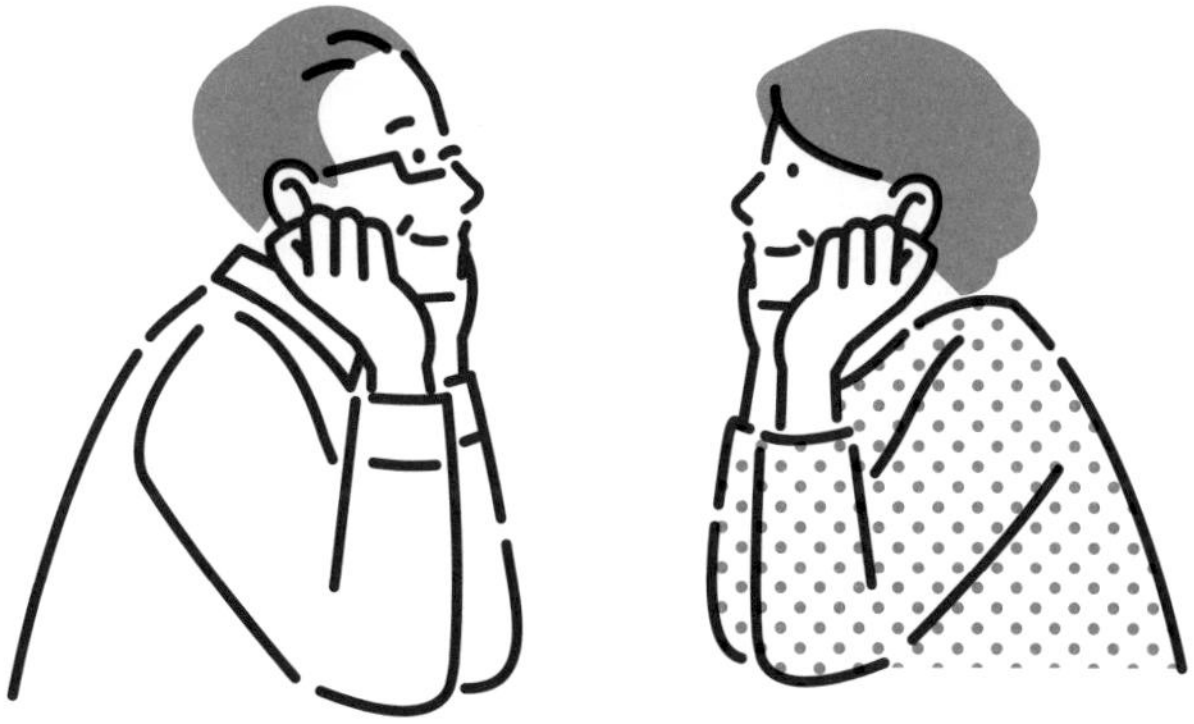

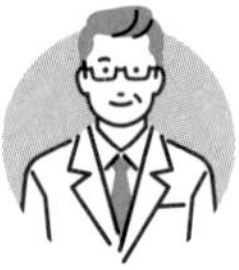

脳は刺激を続ければいいというわけではありません。筋肉と同じように休ませることも非常に重要ですし、記憶は眠ることで忘れない記憶に変化していきます。その結果、運動などがスムーズにできるようになります。

脳にも
休養は必要

脳の休日

最近は黙って何もしないという状況を作り出すのが難しくなってきました。

常に何か情報を得ていることが多いものです。テレビを見るわけでもなく、なんとなく点けていてもなんらかの情報発信がされて、それを見て私たちは、刺激を受けているように思ってしまいます。

外出してもスマホのFacebookで他人の行動の情報も入ってきます。

旅に出ても、ぼんやり風景を眺めているということがなく、何か新しいものを見つけ面白いと思えば、スマホで写真を撮って、自分のFacebookにアップしてしまいます。ゆったりした旅でも、常にだれかとつながって、情報発信を続けないと落ち着かない気分になります。

音楽を聴くときでも、ステレオの前に座って、音楽に集中することも本当に少なくなりました。というよりステレオというものがなくなり、スマホからヘッドフォンで音楽を聴きながら、さらに別のことを同時にしていることが多いものです。

脳は使いすぎると疲労します。筋肉の疲労とは違って疲労物質が溜まるわけではありません。しかし、疲労によって脳の一部の働きが悪くなることがわかっています。

だから脳を休ませることが必要なのです。

脳を休ませるとは、いろいろな情報をカットすることです。視覚的な情報が圧倒的に多いので、まずはそれをカットすることが重要でしょう。

目をつぶって音楽を聴けば、視覚情報はカットされるので、普段よりは脳に入ってくる情報は減っているはずです。

ただ音楽を聴きながら別のことをやれば、やはり脳を休ませることにはなりません。

逆にすべての情報をカットしてしまうと、今度は脳の神経細胞自体が勝手に活動を起こしてきます。

まったく何もない部屋に長時間閉じ込められてしまうと幻覚が見えてくるのは、脳神経細胞が勝手に活動する結果なのです。

つまり脳というのは情報（外からの刺激）がなくなってしまうのが苦手なのです。眠っている間ですら、前頭葉の働きが落ちてはいますが、他の脳の場所は機能しているので、おかしな夢を見ることになります。

それほど脳は情報を求めているということなのかもしれません。

だから脳を休ませると言っても、すべての情報をカットすることは難しいわけです。できることは音楽だけの刺激、あるいは絵画を見る視覚だけの刺激など、単一の刺激に切り替えることでしょう。

アロママッサージを受けるというのは、触覚刺激だけになると言ってもいいでしょう。触覚を普段意識することは少ないので、これも脳を休ませるにはいい方法になるわけです。

マルチタスク、つまり複数の情報を処理している時間が長くなると、脳の疲労感は強くなります。仕事はどちらかと言えばマルチタスクが多いので、脳も疲れやすくなります。

お酒を飲んでリラックスというのも、お酒を飲む行為だけであれば、脳を休ませることは可能でしょう。

脳の休ませ方は人によって違いますし、どれが一番いいというわけではありません。増え続ける情報を意識的にカットし、できるだけひとつの刺激にする時間を持つことが大切なのです。

脳を休ませたあと、仕事に新鮮味ができて効率よくできるはずです。

脳の空間を広げる

脳の空間的な能力は、やはりその場を実際に体験しないとなかなかできあがってきません。

旅は脳の中に新しい空間体験をもたらします。私がクルーズを好きな理由のひとつが、新しい場所へ行くたびに、脳の中の白地図がまた少し本物の地図になって、立体的な地球規模の地図に近づくような気がするからです。

クルーズで世界一周をすれば、海から見た地球の大きさの実体験はできるでしょう。しかし、内陸は海のクルーズだけでは限界があります。

ドナウ川のリバークルーズで東欧を横断したことがあります。ヨーロッパ大陸は大西洋側から黒海まで川で行けるのです。

リバークルーズは150名くらいの定員で、海のクルーズのような数千人乗りという巨大なものではありません。

そのため、乗客同士の一体感があってそれなりの面白さがあります。

東欧というのは、日本人にとってもっとも地理的な感覚のないところではないでしょうか。ルーマニアのブカレストからハンガリーのブタペストまで、6日間くらいかけてゆっくりドナウ川をクルーズしました。

実際にはもっと多くの国を横切りました。ルーマニア、ブルガリア、セルビア、クロアチア、ハンガリーです。多くの国の国境がドナウ川(むろん入り組んでいるところもあります)なので、そこをクルーズして行ったのです。

いつもクルーズに出かけるときには、ほとんど目的地のことを調べていきません。できるだけ新鮮な刺激を受けたいので、先入観を持ちたくないのです。

実際に行ってみて疑問がわけば、ネット検索で調べていきます。

東欧あたりの地理的な感覚は受験生でもない限り、私たちにはほとんど縁がないところでしょう。ルーマニアとブルガリアの地理的な関係など、実際に時間をかけて移動しないと大きさや位置関係がうまく理解できません。

その点、リバークルーズではゆったりと景色を眺めながら移動できて、距離感がわかってきます。ドナウ川というのは、隅田川以上に幅広で川底も深いので、ヨーロッパでは重要な物資の輸送路です。

東欧はローマ帝国、オスマントルコ、ドイツ、ソビエトなどから常に侵略を受けました。内戦も続いていた地域だけに、時代によってまったく地図が変わっています。だから実にわかりにくいところなのです。

地図帳でいくら勉強しようとも、脳の中の地球儀というか地理感覚は、やはり実際に行ってみないことにはわからないものです。

地図帳では常に全体像がわかりにくく、その地域の一部の関係しかわかりません。

地球全体から見てどれくらいの大きさなのかということは、やはり旅をしてみるしかありません。

そんな立体的な地理感覚ができてくると、社会情勢、歴史がいかに地理的な要因を大きく影響させるのかをようやく理解できるようになります。

私の脳の中の立体的地球はまだまだ完成していません。

完成させるには、多少なりの冒険心を持っていることが大切で、脳の白地図を本物の地図に変える唯一の方法だと思っています。

旅と脳

「新しい体験をすること」が最大の脳活性法だとすれば、その方法としては、やはり旅行が一番ではないでしょうか。

私の父が70歳代の頃、油絵の仲間とベニスの旅行から帰ってきたとき、まるで別人のように元気になって戻ってきました。

まさに旅で脳が活性化されたのだと思いました。

旅に出かけると、五感が刺激されます。旅先で風を感じるとき、それは皮膚の触覚を刺激しているのでしょうし、街の音、匂いなど、新しい刺激として感じるでしょう。

さらに旅先で料理を食べることで、味覚も刺激されます。しかし、最大の刺激は、空間的な脳刺激ではないでしょうか。

見知らぬ街を歩けば、どっちが駅なのか、泊まっているホテルはどこの方向か、気にしながら歩き回ることになります。ちょっとした迷子状態になれば、一生懸命に戻る道を探すでしょう。それが脳の中に新しい地図を作り上げることになるのです。

私たちは普段、脳の中にできあがった地図の中で生活しているようなものです。家から駅までは、別のことを考えていても着いてしまいます。

見知らぬ街では、懸命に自分の泊まっているホテルの方向を考えながら歩くことになります。それがまさに空間的な脳刺激なのです。

旅で脳を刺激するといっても、おいしい物を食べて、綺麗な風景を見るというだけでは、刺激としては弱いのです。

それより、旅先のちょっとしたエピソードのほうが印象に残っていきます。感情を動かされるような印象に残る体験は、旅ならたくさんできるはずです。

私も世界中を客船で旅していますが、あまりに乗った船が多くて、すっかり忘れてしまっていることも多いものです。

しかし、まだ客船に乗り始めた頃のあの緊張感を持って乗船した瞬間は忘れられません。そのときにかかっていたケニーGの曲や、ウエルカムドリンクで出された飲み物までしっかり覚えています。

脳は飽きっぽいのも特徴です。常に新しい体験となるような、新しいタイプの旅行を計画していく必要があります。それを探すのも楽しいものです。

朗読を聴く

私が高校生の頃は、ラジオを聴きながら勉強をしていました。いわゆる「ながら族」でした。ラジオの深夜放送が全盛期で、ヒット曲もそこから生まれたものが多いように思います。荒井由実のデビュー曲は、まさに深夜放送で紹介されて一気に有名になりました。

医学部へ行き始めても、アパートには意識してテレビを置いていませんでした。

まだまだインターネットなどない時代ですから、唯一の情報はラジオからでした。勉強しながらラジオを聴くことも多かったのですが、そんなときは邪魔にならないＦＥＮのような、米軍の音楽放送を聴いていました。寝転がって目を閉じてラジオを聴いていることも多く、たまには森繁久弥の朗読番組を聴いていました。

耳から入ってきた情報から、脳の中でイメージを作ることは、想像力も必要です。だから脳にはいい刺激になったはずです。

むろん、その頃はそんなことを思いもせずに聴いていました。

今では、動画のネット配信が盛んです。朗読など二世代も前の文化は受けないであろうと思っていたら、意外や「audible」という有料の朗読サイトの加入者が増えてきているというではありませんか。

今のテレビ番組の凋落は残念です。若い世代からはすっかり見捨てられ、団塊世代ですらテレビから遠ざかっています。

本を読むのは目が疲れるといったこともあって、朗読サイトに人気が出てきているのかもしれません。

アメリカでは移動中の車の中で、ビジネス書の朗読を倍速で聴くというのが普通に行われてきました。

日本でもテレビ離れに反比例して、朗読という昔のメディアが、受け入れられる時代になってきたのかもしれません。

そんな折り、私の書いた時代小説『看取り医　独庵』も「audible」から朗読が配信されました。寝転がって自分の書いた小説の朗読を聴くのは、なんとも不思議な経験です。書いた文章を読むより、朗読する人が上手いおかげもあって、イメージしやすいのです。

私が狙っていた雰囲気が、文章を読むより、朗読を聴くほうがいいような気がしました。たぶん朗読だと、文字を読んでイメージするより、脳の中で映像化がしやすいのでしょう。

音楽を聴くという行為は、一瞬で感情移入できて、昔の思い出の時間にのめり込めます。

しかし、小説を読み始めても、20分くらい経過してこないと、なかなか感情移入できないものです。聴覚からのほうが、短時間で感情を揺さぶりやすいのです。音楽はストリーミングで聴くようになって、どうもBGMになりがちで、なかなかひとつの曲を聴き込まなくなってしまいました。

これからは、テレビ離れしてきている世代としては、朗読を聴くことが、脳を刺激していくいい方法になるのかもしれません。

第4章

脳と思考方法

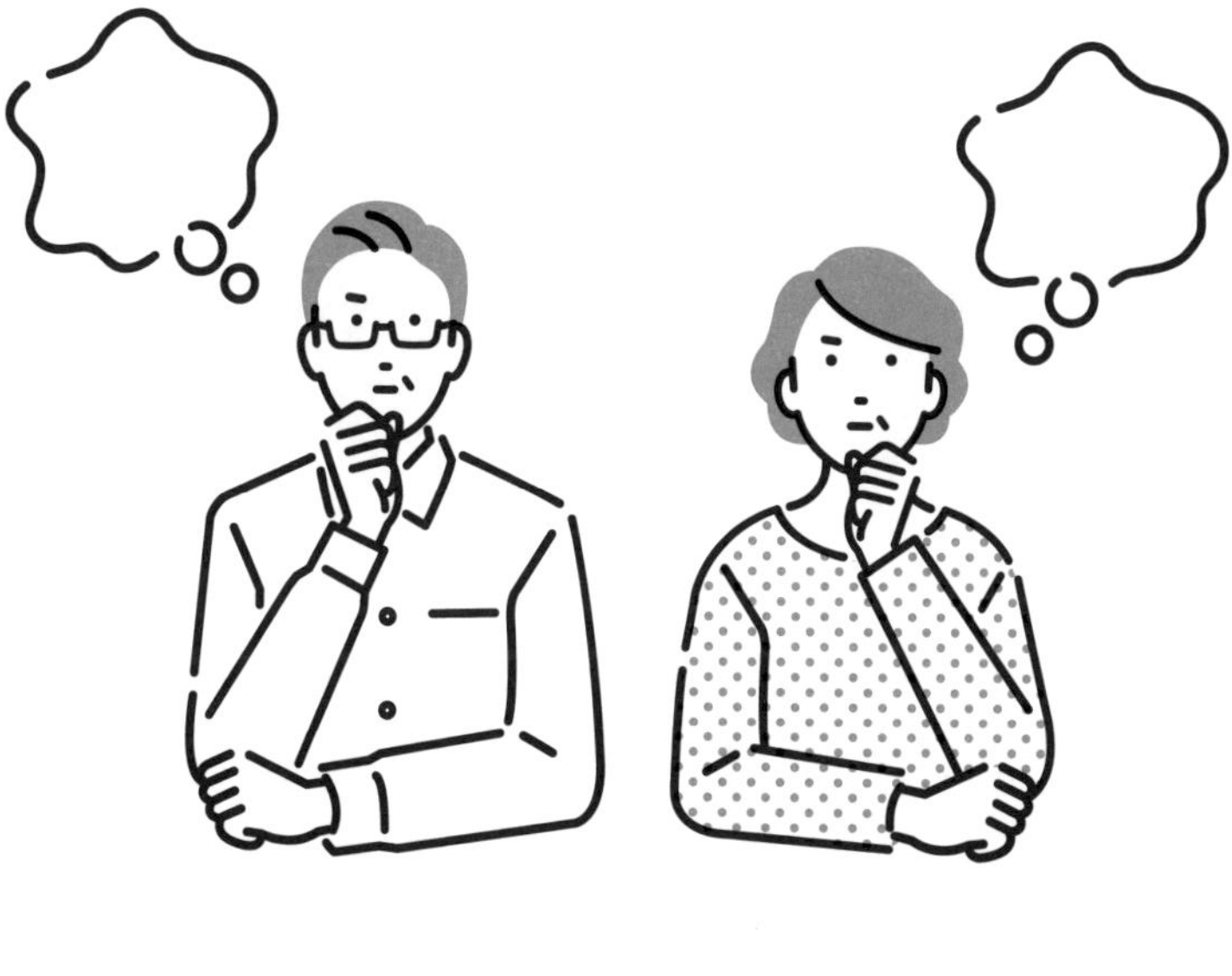

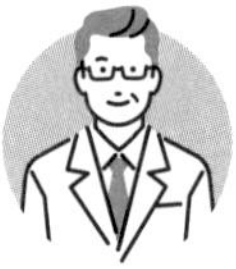

考え方によって、状況はプラスにもマイナスにもなります。
思考方法は脳にとって非常に重要なテクニックと言えるでしょう。

思考方法によって
脳の機能は
180度変わる

脳と前向き思考

脳がストレスに弱いことは、述べてきましたが、脳を守るためには前向き思考が重要です。

つまり楽観的な思考方法です。ビジネスにおいては、楽観的はむしろマイナスになる場合もあります。あまりに楽観的だと反省もせずに、新しいチャレンジをしなくなることがわかっています。

しかし、長生きとか認知症予防となると、楽観的な人のほうが有利になってきます。

前向きに考えるというのは、これこそがまさに人間の脳でしかできないことです。

受験に失敗したとか、会社が倒産したというような大きな危機のときに、どう考えていけばいいのでしょうか。

受験であれば、まだ若いのだから再度チャンスがあると考えるべきでしょうし、苦労して勉強したほうが身になるという考え方でもいいでしょう。

会社が倒産したなら、再度新しい会社を作れるチャンスだと考えるべきです。どんな状況に追い込まれても、それが自分にとって意味があることなのだと、その危機的状況に価値を見いだせる人は、そこから抜け出していけるのです。

楽観的というのは、なんとかなるだろうと考えるのではなく、解決策が必ずある、あるいは、何か自分のためになると捉えることなのです。

そんなふうに、発想の切り替えが必要です。

そして、これは結果的にはストレスに強くなるので、脳にとってもいい結果になります。

病気でいうなら、一病息災という言葉があります。

あまりに健康で医者知らずなら、自分のからだをいたわって使うということになりません。

致命的な病気になって初めて健康のありがたさがわかるものです。

病気になっても自分の健康を考えるいいチャンスだと発想を切り替えれば、そこから前向きになることができます。

これは生き方を問われることなのかもしれませんが、困難なとき、それを自分にとってどうプラスにするか、これはある種の思考訓練でもあるのです。

そして、その思考訓練こそ前頭葉を鍛えることになります。

そう考えていけば、世の中無駄なこと、いやなことも、必ず自分にとって何かプラスにすることができるのではないでしょうか。

そうすれば発想自体が楽しくなってくるはずです。そうなったら、前向き思考も無理なくできるようになります。

面白がる心

自宅の隣接地を購入し、アメリカ製のキャンピングトレーラー「airstream bambi2」を設置しました。

周囲は低い柵しかありません。行き交う人が、何かと話かけてきます。

患者さんや見知らぬ人までもが、興味深そうにジュラルミン製でキラキラ光っているbambi2を眺めながら訊いてきます。

「先生、空き地にあるあの光った車はなんですか?」と。

私は「それじゃだめなんだなあ」と答えるのです。

「それ、どういう意味ですか?」と怪訝な顔をして患者さんは訊いてきます。

「あれはなんですかじゃなくて、あれ面白いですねと、言えないとだめなんだよ」と私は答えました。

airstreamなど興味がなければ、初めて見るキャンピングトレーラーでしょうし、空き地にあんなものを置いてどうするんだろうと思うのは当然です。

しかし、直感的に「面白いですね」と言う人もいたのです。

面白いと思えるには、それなりの知識も必要です。どんなアートでも、知識がないと本当の面白さはわかりません。

だからこそ、「面白いですね」は、見る人の直感でありながら、知識もあるということです。

疑問を持つ以上に、面白がれることこそが、脳をより創造的にできるわけです。

とまあそこまではいいのですが、さすがに何人もの人にいろいろ訊かれると、疲れてきます。そもそもまだどうしていくのか決まってないことも多く、いちいち説明するのが面倒になってきました。

そこで周囲を覆い目線をカットするために塀を作ることにしました。それも板張りにして、自分で白ペンキを塗ることにしたのです。

いまどき高さ2ｍの板塀など見たことがありませんが、完全に外からの視線をカットして、世間と隔絶された空間を作るには必要な高さなのです。

知り合いの大工さんと、一緒に時間さえあれば、板に白ペンキを塗り続けました。3ｍの板200枚くらいペンキを塗りました。

1ヵ月かけてようやく塀が完成して、周囲から隔絶された空間ができあがったのです。

プロの大工さんとこれほど本気で共同作業をしたことなどありません。

ペンキ塗りは大変でとことん疲れましたが、無心になるとはこのことだったのでしょう。なんとも充実感がありました。

白い塀に囲まれた空間から、青空を眺めると、まるでジェームズ・タレルのインスタレーション『オープン・スカイ』を見ているような感覚です。

白い塀がまさかこんな体験を生み出すとは思ってもいませんでした。

大工さんも、四方が完全に白い板で囲まれた空間ができあがると、「なかなかすごいですね」と驚いていていました。

三重構造になった板の隙間から朝日が差し込むと、白い板は淡いピンクの色に見えます。大工さんも面白がって、スマホでそれを撮影していたのが印象的でした。

私も大工さんも、面白がる心で白い塀を作ったのですが、思ってもいない発見がたくさんあったのです。

面白がる心があれば、創造する意欲はまだまだ衰えないということです。

先を読む能力

私たちは、何かうまくいっていると、それがそのままずっと続くと思ってしまいがちです。

逆に不運が続くとそこから抜け出せないのではないかと思ってしまいます。

だから「まさかこんなことが起こるとは」ということになります。

つまり、現状に対処をしていくことは可能ですが、もっと先を読んで行動することは脳にとって非常に難しい作業なのです。

というのも、うまくいっているときは脳内ドーパミンもずっと分泌され、その達成感をさらに求めようとするので、行動は持続します。

ネガティブな状況においては、脳の中のセロトニン量も減って、なかなか前向きに考えることができなくなってしまうのです。

脳の仕組みといえばそれまでですが、それをなんとかできるのも人間の脳、つまり理性なのです。

スターウォーズ的に言えば「理力」なのかもしれません。

人生においても、調子がいいときほど、「不測の事態に備えよ」と、先人はずっと言ってきました。

しかし、それはできそうでできません。そんな馬鹿なことは起きない、どうせ大丈夫という楽観的な見方になりがちです。

人間の脳は危険を避けるための学習能力があり、同じ過ちを犯さないように行動するのが普通です。

一度危険な目に遭えば、危ないことは二度とやらなくなります。しかし、危ないことをやらなくなると、新しい発見や進歩がなくなってしまいます。

あそこから先は危険だから行ってはいけないということになれば、新しい大陸など発見できなかったはずです。

そのあたりのバランスが非常に難しいのです。

先読み能力はある程度予測できるリスクを考えるだけではだめでしょう。想定できないことを考えることは人間にできません。

だから想定外のことが起きて大混乱となります。

先読みする方法として可能なことはふたつです。

ひとつは過去の歴史的事実から学ぶことです。それは学習していけば可能です。それによって危険回避のための行動を取るかどうかは別ですが。

もうひとつは人工知能ＡＩを使って、予測することです。しかし、これは、過去のデータからの学習ですから、むろん想定外のことは予測できません。

となれば、結局私たちは想定外のことは予測できないということなのでしょうか。

そこでできることは二度目の失敗をしないということしかありません。それすらもなかなかできてはいませんが、唯一、私たちが進歩するなら、経験値から先を読むしかないわけです。

江戸時代、何度も大火事が起きています。しかし、耐火性を高めるという方法を取らず、すぐに建て直す能力がアップしていきました。大火事によって、江戸の都市計画を見直し、移転がしやすくなってさらに江戸の町が広がっていきました。このように長い目でみれば、予測できない事態をプラスに持っていける能力を人間は持っていることも事実なのです。

何度も言われていますが「ピンチはチャンス」。そう考えられる人間の脳はやはりすごいのです。

第5章

認知症にまつわる本当のこと

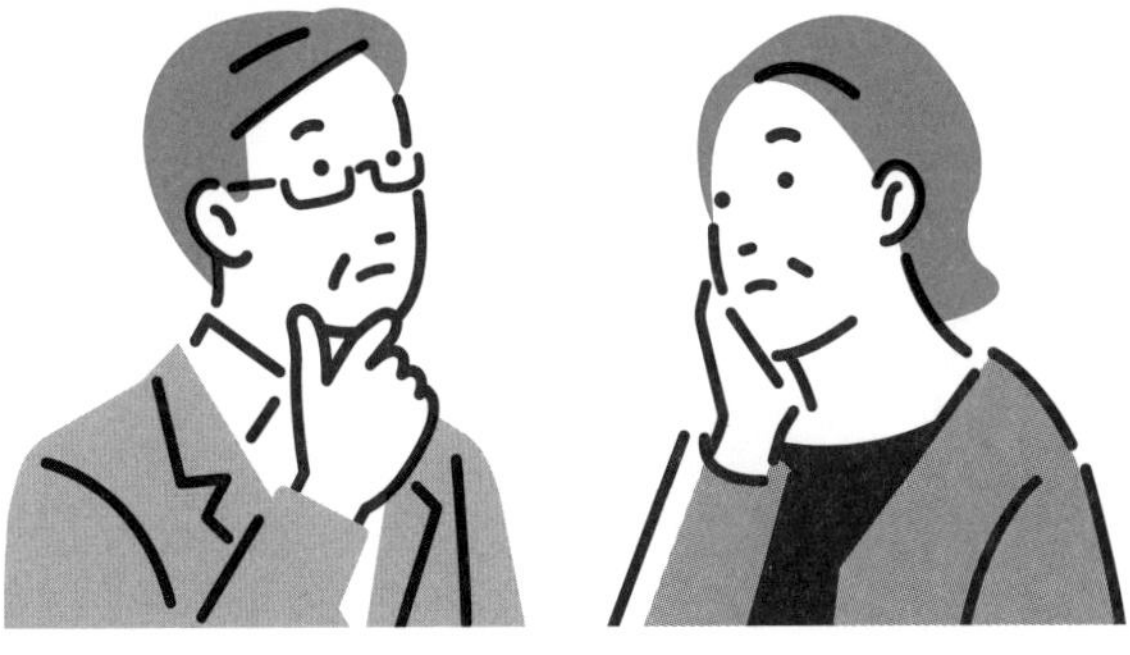

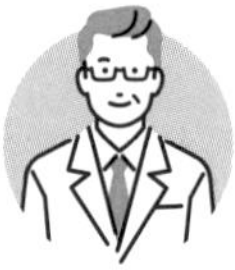

認知症に関して、予防以上に治療薬は実際にはどうなっているのか気になるところです。本当の意味で、特効薬が出てきてもいいのではないかと期待を持ってしまいます。認知症の治療の現状を考えてみましょう。

認知症の治療薬はほとんど効かない

・アリセプト

アリセプトという認知症の治療薬がずっと使われてきました。

認知症の脳の中では、神経細胞同士の連絡に使われているアセチールコリンが減っているので、それを増やす薬として登場しました。

日本の製薬会社のエーザイが開発した薬で、登場したときは画期的な薬と思われていましたし、期待感も大きかったのです。

というのも、それまでは認知症に効く薬がなかったからです。

アリセプトが出る前の認知症の診療は、家族から現状を聞くだけで、とくに治療というものがなく、定期的に外来診療に来る意味があまりなかったのです。

だから認知症の治療薬の出現によって、患者さんが外来に通う意味ができたのです。

その効果は、症状の進行の先送りという程度でしたが、メディアなどは大きく取り上げて、一般の人は認知症を治せる薬のように誤解した人も多かったのです。

認知症の治療薬は、血液検査の結果がよくなるというような客観的なデータがないので、あくまで介護する家族の感想が重要になってきます。

使い始めの頃は、確かに患者さんが元気になったとか、あまりしゃべらなかった患者さんが話すようになったという家族からの感想に、医師も多少なりの手応えを感じた時期もありました。

しかし、使用の期間が長くなってくると、患者さんの症状は進行していくので、もの忘れがひどくなり、興奮したり、幻覚が見えたりするようになり、そのような症状にはまったく効果がないことがわかってきました。

つまり、ごく初期の患者さんには多少いいのですが、認知症が中期から後期になってくると、まったく効果がないというのが、臨床医の感想ではないでしょうか。

それでも外来診療に来る認知症の患者さんに、何か薬を出さないといけないので、アリセプトを処方しているのが現実です。

フランスの保健省は2018年8月1日から、アルツハイマー型認知症治療薬の健康保険で使用することを停止させました。

対象となったのは、ドネペジル（アリセプト）、ガランタミン（レミニール）、リバスチグミン（イクセロン／リバスタッチ）、メマンチン（メマリー）の4剤です。

このことは日本ではあまり報道されていません。

現在アリセプトは特許が切れて、ジェネリックメーカーのものが主に使われています。効果の再評価をすることが難しいのです。国の指導の下で、アリセプトの今後の使用を考える時期だと思っています。

・レケンビ（レカネマブ）

レカネマブはエーザイから2023年発売になった認知症の薬です。

アルツハイマー型認知症の原因と思われるアミロイドβの蓄積を防ぐ薬として登場しました。

米国で2023年1月6日にアルツハイマー型認知症の治療薬として迅速承認され、1月18日に発売されています。

この薬の効果はともかく、治療対象となる患者さんの選択が非常に難しいのです。

軽度認知障害または軽度認知症が治療対象で、治療の前にアミロイドPETという特殊な検査を受けないといけないのです。

さらに点滴で医療機関に通院しなければならず、薬価もかなり高額になります。

アミロイドβを減らすことが認知症の治療と考えられてきましたが、それだけではどうも認知症が治療できないこともわかってきました。

だからレカネバブは、かなり限られた患者さんだけが治療対象であり、これによって認知症の医療が大きく変わるとは考えられません。

本当に効果があって、認知症の進行を止め、正常の脳に戻せるような薬やワクチンが出現しない限り、まだまだ本当の治療薬と呼べる薬はないのです。

デイサービス（通所介護）で認知症がよくなるのではない

介護保険制度の中で、デイサービス（通所介護）やデイケア（通所リハビリ）といった通所のサービスは、大きな意味を持っています。

しかし、デイサービスに行くことで、長期的に認知症そのものが良くなっていくことはありません。

確かにデイサービスに行くことで、元気になり、笑顔が増えたということはあります。家にじっといるより、活動的になったということもあります。

デイサービスに認知症の患者さんが最初から行きたいということはまずありません。「あんなぼけた人ばかりいるところへ行きたくない」というような言い方をすることが多いものです。

見学に行っても「もう二度と行きたくない」ということにもなりかねません。

あるいは、デイサービスの日になると機嫌が悪くなったり、お腹が痛いと言い始めるのです。

介護医療の中で大切なことは患者さん本人に無理をさせないということでしょう。

デイサービスやデイケアへ行くことが正しくて、家で何もしないともっと認知症が進んでしまうと考えがちです。

デイサービスの狙いは2つあり、患者さんへのケアはもちろんですが、認知症を抱える家族が少しでも介護から離れて、自由な時間を作るということにも大きな意味があります。

介護の医療に関して、こうしなければいけないということはないのです。

患者さんひとりひとりの個性に合わせて、やっていくことが大切です。

家で看ていくことが可能なら、何も行きたくないデイケアに行くことはありません。

認知症で最優先すべきことは、本人が快適に過ごしているかということでしょう。

学校へ行かない子供をだめだと言うような見方と同じで、デイケアへ行かないともっとぼけてしまうという考えは捨てるべきでしょう。

デイケアに行きたくないという患者さんは、無理して行くことはないでしょう。また時期がくれば気分も変わるかもしれませんと患者さんの家族には説明します。

定期的に通うようになると、デイケアに率先して行くようになることが多いものです。

とにかく諦めてはいけません。何度も見学へ行き、チャンスを狙うということでしょう。

デイケアに行かない自由も優先すべきことで、こうすればいいということがないのが、認知症の医療なのです。

そう考えられるようになると、ずっと介護が気楽になってくるはずです。

もの忘れ外来は将来を教えてくれない

大きな医療機関には、もの忘れ外来というものがあります。

開業医よりも専門家だろうからと、もの忘れがひどくなったから、認知症なのかもしれないと思って、その外来を訪れる人も多いようです。

確かにもの忘れがひどくなってきたということは、認知症の可能性が非常に高いということです。

となれば、家族にとって、介護の問題がその先には待っています。

患者さんから聞いた話ですが、一部のもの忘れ外来では、「あなたは認知症です」という診断だけをして、それ以上の説明は何もしてくれなかったというのです。

家族にとっても、もの忘れがひどくなって、時々大声を出すような患者さんの姿を見ていると、こんな状態が一生続くのではないかと心配になります。

認知症の医療で大切なことは、患者さんがいま全体の経過の中で、どのあたりにいるのかということです。ずっと同じ症状は続かず、必ず変化してくるということ、このあたりの説明を専門家から、十分に受けるべきなのです。

しかし、多くのもの忘れ外来は、診断が中心です。

認知症の検査、MRI、脳の血液の流れ具合などを調べて、診断だけをすることが多いのです。中には介護保険の申請をすべきだというアドバイスすらしないところもあるのです。

日本はCTやMRIを世界で一番たくさん持っています。

人間ドックを日本でやり始めた理由のひとつに、このCTやMRIを稼働させるためという理由もあったのです。

もの忘れ外来も同じような状況にあることが多いです。認知症の医療の経験が少ない医者が診ていることもあり、認知症医療全般の説明があまりなされないということになります。

認知症の主たる原因はアルツハイマー型認知症で、あとは脳血管性認知症、レビー小体型認知症、前頭側頭型の4つです。

これをきちんと分類することが重要だと考え、脳ドックやもの忘れ外来では、詳しい認知症の種類の説明があるかもしれません。

しかし、こういった原因が違う認知症とはいえ、それが目立つのは初期の頃です。そのときは多少治療薬が違ったりしますが、ある程度症状が進んでしまうと、この分類は医師側にとっては重要ですが、患者さんや家族にとってはあまり関係のないものです。

認知症の医療で重要なことは、認知症の原因の診断ではありません。

長い認知症の病気の期間を、家族がどう対応していくかということです。

極論を言えば、認知症の医療の主体は介護であり、家族になってきます。そのことをきちんと説明できる医師を受診すべきなのです。

脳トレはほとんどだめ

いろいろな脳トレがありますが、大切なことは脳を元気にするだけではなく、認知症の予防効果や、症状の進行を抑えられるかどうかでしょう。

少し前に脳トレが非常に流行って、それが認知症の予防につながるのではないかと期待が持たれました。

しかし、残念ながら、最近のいろいろな研究では、脳トレが認知症の予防になるというデータは得られていません。

アラバマ大学のカーリーン・ボール氏による研究では、言語の記憶、問題解決能力を上げる、問題処理の能力を上げるというようなトレーニングをさせたあとに、練習した課題のテストの点だけは上がりますが、認知機能にはまったく影響がなかったとしています。

つまり、与えられた課題のトレーニングをすれば、課題は解けるようになりますが、認知症予防とは関係のないことなのです。

スコットランド・アバディーン王立病院のロジャー・スタッフ氏およびアバディーン大学の共

同研究では、クロスワードや数独（ナンバープレース）では認知機能の低下を防ぐ効果はないとしています。

日本でも流行った音読は、単語記憶力テストは改善しますが、それによって認知症の予防効果があるという研究データはありません。

つまり脳トレは、課題を解けるようになったり、解決時間が短縮したり、テストの結果はよくなります。

しかし、それは認知症の予防には関係のない話です。

脳トレが認知症を予防できるというのは、あくまでもやっている側の期待感なのです。

認知症の人はいつ死ぬのか

認知症の人がいつ死ぬのかは、家族にとっては非常に大きな問題です。

認知症の介護で重要なことは、今患者さんが、全体の経過の中でどこにいるかということです。

あまりに日々の介護が大変だと、この先どこまで介護しなければいけないのかと、絶望的になってしまいます。

認知症は病型によって進行スピードや生命予後は違ってきます。アルツハイマー型認知症の進行はゆっくりで、レビー小体型認知症や前頭側頭型認知症は進行が早く、予後は短くなります。

日本の久山町研究によれば、診断された日から、10年の生存率はアルツハイマー型認知症で18・9%、脳血管性認知症で13・2%、レビー小体型認知症で2・2%と報告しています。

大雑把に考えれば、診断から3〜7年くらいで多くが、亡くなっているということでしょう。もちろん病型も関係しますが、合併している病気、例えば糖尿病、脂質異常症などが大きく影響してくるので、なかなか明確な生命予後はわからないのが現実です。

また発症した年齢との関係では、65歳時に診断されたアルツハイマー型認知症は8・3年、90歳時に診断された場合は3〜4年で亡くなっています。

認知症が高度に進行した場合は、生命予後が1・4〜2・4年であるとする研究もあります。

認知症の死亡原因となる病気としては、呼吸器疾患が半分以上を占めています。

認知症は診断されてから、約10年間は生存して、進行が早いと寿命も短くなるということでしょう。

認知症の末期では、食事は自分で食べられず、寝たきりとなります。誤嚥性肺炎の危険が常にあります。

末期の医療のやり方でも、生存する期間は変わってきます。

医療機関と家族との話し合いで、末期はどうしていくのかを決めておく必要があります。

認知症を診れる医者は少ない

認知症が心配になったとき、何科にかかればいいのでしょうか。

これはなかなか難しい問題です。

というのも認知症の専門医というのが、非常に限られた存在でもあるからです。

専門医としてあるのは日本精神科医学会が認定する認知症臨床専門医という資格があります。

これは精神科医にしか資格が取れないのです。あきらかに学会の勢力争いのような結果できてしまった資格のように見えます。

というのも、アルツハイマー型認知症は精神科が診て、脳血管性認知症は神経内科が診ていました。

もっと古いことを言えば、神経内科は精神科の中にあった時代があります。

現在では、神経内科は脳神経内科と言うようになってきました。

認知症というのは、単に認知機能が低下しているというだけではなく、糖尿病などの合併症のあるケースや、介護が非常に重要になってくる場合が多いものです。

となれば、内科の力も必要なわけです。ところが精神科医こそが認知症の専門のように思えてしまう認知症臨床専門医という制度は、内科医が手にできない偏った制度になっているとしかいいようがありません。

また、脳外科医が認知症を診ることが、病院によってはあるようです。

専門性から言えば脳外科医は認知症を臨床的に多く診ることは少ないでしょう。

何科にかかればいいかという問題は、医師の組織側の問題があって、非常にわかりにくくなっているのが本当のところです。

在宅医療が盛んになってきましたが、在宅医療をやっている医師で、認知症が専門というケースは少ないはずです。というのも、神経内科は内科の医師の数では少ないほうだからです。

認知症が疑われたとき、まずかかるなら普段かかっている内科の主治医が一番です。内科医でも認知症を診るのが苦手という医師もいますから、その場合は、認知症が診れる病院の神経内科や精神科を紹介してくれるでしょう。

一般的には、脳神経内科を受診するのが普通だと思いますが、脳神経内科は数が少ないのでなかなか受診できないかもしれません。

さらに認知症は介護が必ず必要になってくるので、そういった経験を持つ医師がいいと思いますが、結局なかなか見つからないのが現実でしょう。

これだけ認知症が社会問題となっていても、医療の世界では専門家があまりにも少ないのです。知識だけでなく、臨床経験を持っている医師が重要なのですが、そのことを知る方法がありません。

私自身、在宅医療にも関わり、認知症をたくさん診ていますが、ときおり症状が悪化してくると専門医を紹介してほしいと言われることもあります。

患者さんやその家族は自分の主治医の専門や、今どんな患者さんを多く診ているのかわからないのが現実です。

医療情報の開示がほとんどなされていない現実を感じるばかりです。

認知症で使う漢方

芍薬《しゃくやく》甘草湯という漢方薬は、夜、脚がつる人に非常に効果があります。

薬というのは処方して、患者さんが明らかに効くという薬は少ないものですが、この芍薬甘草湯は「すごく効きました」と言われる薬のひとつです。

漢方薬というのは、西洋医学から見ると病気に対する考え方がまったく違うので、西洋医学を学んできた一般的な医者には、なかなか理解できないものです。

西洋医学で特効薬のない症状や病気を補うものとして、漢方薬を使う場合が多いのです。

抑肝散《よくかん》は認知症でもっとも使われる漢方薬ではないでしょうか。

認知症の症状には大きく2つの種類があります。認知症という言葉の通り、認知機能の低下がもっとも問題になります。

認知機能低下とは、記憶障害や理解、判断力の低下です。認知症のこれらの症状はよくなることはなく、ゆっくり進行していきます。

もうひとつは行動・心理症状（ＢＰＳＤ、周辺症状といいます）で、不安や焦燥、徘徊など心理面、行動面の症状のことをいいます。

ＢＰＳＤは、認知症の進行具合によって出て、あまり目立たないまま進行していく患者さんもいます。

抑肝散はＢＰＳＤに効果があります。

東洋医学では「肝」の機能が高じると、イライラしやすくなるとしています。抑肝散は単語の通り、高ぶった肝の機能を抑え、イライラを鎮める働きがあります。

認知症の進行に伴い、やや興奮気味で、すぐに怒ったりするようになります。家族を悩ます症状ですが、こんなときには抑肝散を使うことが多く、よく効きます。

またレビー小体型認知症の周辺症状に有効です。

興奮気味だった患者さんが落ち着き、笑顔も増え、デイサービスにも行くようになったというようなことは、認知症の患者さんを診ているとよく経験するものです。

認知症の周辺症状を抑える薬は漢方薬以外にもあり、認知症を診ている医者の腕の見せ所でもあります。

そういう意味では認知症をたくさん経験している医者に診てもらうことは、非常に大切ですし、そんな医者に出会ったことで、家族が非常に救われることも多いのです。

認知症という病気について

軽度認知障害（MCI）は治ることがある

「治る認知症がある」というような書き方をされますが、治る認知症は原因がアルツハイマー型のような認知症ではなかったということです。

慢性硬膜下出血やうつ病のような病気では、一時的に認知症と間違ってしまう症状を示すときがありますが、手術や薬で完全に治ってしまうので、それは認知症ではなかったということです。

軽度認知障害は、ＭＣＩ（Mild Cognitive Impairment）と言われています。

ＭＣＩは、健常者と認知症の中間のような状態です。

認知機能である「記憶」「決定」「理由づけ」「実行」のうちの一部に問題がある場合です。症状の程度が軽く、認知症までは進行していない状態です。

もの忘れは目立ちますが、日常生活にはさほど支障はありません。

もっとわかりやすく言えば、「歳のせい」と昔考えていた年齢的な脳の機能の低下が、もっとはっきりしている人です。

多くはもの忘れがひどいということで受診することが多いようです。

厚労省のサイトの定義によれば、もの忘れはあるが日常生活に支障がないというところが大切です。年間10～30％が認知症に進行します。ここが重要なのですが、正常なレベルに回復する人もいるのです。

認知機能が低下している人が、数年経過してもほぼ同じレベルだったり、2年前より認知症のテストが改善したりする場合も経験しています。

このＭＣＩこそが、医療が介入できて、進行を遅らせることができる状態とも言えます。もの忘れがひどいから、認知症だと決め付けずに、やはり専門医を受診すべきでしょう。

認知症になりやすい性格

性格は脳にいろいろな影響を与えます。ストレスが脳にはマイナスに働きます。だから脳にストレスをかけやすい性格な人は、長期的には認知症になりやすくなります。

やたらに神経質な人は、周りを気にしすぎて、周囲との人間関係ができにくくなります。こうなってしまうと、ストレスを抱えたときに、相談相手がいないので、脳には悪い環境と言えるでしょう。

やたらに怒りっぽい人は、周囲の人から避けられてしまいます。やはり孤立していく危険が出てきます。周囲とのつながりが持てなくなると、ストレス回避をしにくくなります。これではやはり認知症になりやすい環境になってしまいます。

なんでも自分1人でやろうとする人は、一見、責任感や勤勉的な性格のように見えます。

しかし、周囲の助けを求めず、なんでも自分でやる傾向が強くなります。

その結果、やはり他人とのコミュニケーションが希薄になってしまいます。

周囲とのコミュニケーションができない人はやはり、ストレス回避がしにくくなることと、脳への刺激が減ってしまい、認知症になりやすくなるのです。

要介護3が転換期

認知症を介護していく上で、介護度は非常に重要な意味を持ってきます。

認知症と家族が診断されたとき、長期的な視点を持つ必要があります。

もの忘れがひどくて困るといった、現状を嘆くのではなく、長期的には様々な症状とともに進行していく病気であることを理解すべきです。

症状が進めば、時間も場所もわからなくなり、さらに家族の顔さえわからなくなります。

自分で動けなくなって、食事も口から食べられなくなるのです。

最終的にはどう看取っていくかも非常に大切なことです。

自宅で最後まで診ていくのは、非常に大変です。施設に入所させるのはかわいそうと思ってしまいがちです。しかし、看ていく家族の負担だけでなく、患者さんも、入所することでかえって落ち着いてしまうケースもあるのです。

自宅で最後まで看ないことに、罪の意識を感じるものですが、自分たちの生活を犠牲にしてまで介護することは、やはりおかしいのではないでしょうか。

家で看取ろうと思っていても実際、家で末期の認知症の患者さんを看ていくとあまりに大変で、介護施設に入所という選択になることが多いのです。

要介護度は介護保険の要介護認定を自治体に申請することで、その程度が決まります。申請して1ヵ月以上はかかります。

その程度は「要支援」と「要介護」の2種類があります。

さらに要介護度は細かく分かれています。「要支援1～2」「要介護1～5」「自立（非該当）」の合計8段階に分類されます。

要介護は自治体で行われている要介護を決定する会議で決められます。

要支援や要介護の認定を受けると介護保険が適用されます。要支援1～2であれば介護予防サービス、要介護1～5であれば介護サービスが利用できます。

認知症で問題になるのは要介護3というレベルです。

要介護3というのは、日常生活動作に全体の介助が必要で、立ち上がりや歩行には杖・歩行器・車いすを使用している状態。認知機能が低下し、見守りも必要になるレベルです。

要介護3になると特別養護老人ホーム（特養）に入所できます。もちろん介護付き老人ホームにも入所できますが、費用の面で特養のほうがずっと負担は楽です。

特養は一度入所したら亡くなるまで看てくれるので、家族は介護から完全に開放されます。

一般的には要介護3になるまで、自宅で看たり、老人保健施設で看たりして、症状の進んだ段階で、特養に入所ということになります。

外来通院している認知症の患者さんも、要介護3になったら、入所を考える時期になります。

なので、自宅で看る場合は、要介護3というのが非常に重要な意味を持ってくるのです。

認知症は本当に予防できるのか

あるひとつのことをやったら認知症の予防ができるかと言えば、それは無理でしょう。

また予防できるといっても、完全に発症を予防できるわけではありません。

現在、認知症は生活習慣病のひとつという考え方もされています。

高血圧、脂質異常症、糖尿病、喫煙、運動不足などが認知症の危険因子です。こういったいくつかの要素が重なって、認知症を発症していくと考えられています。

脳トレをやり、創造的な生活をしたからといって、絶対に認知症にならないというわけではありません。

なりにくくする、それが予防していく目的でしょう。

さらにリスクの高い環境にあっても、寿命には影響しない人もいます。

1日3合のお酒を飲み続けても、90歳近くまで健康な人もいるのです。

ヘビースモーカーで長寿の人もいます。そこが病気の危険因子の難しいところです。患者側にも遺伝的な要因、毒物に強い体質といったものがあって、リスクの高い生活を送っていても、病気にならない人もいるからです。

長年医師をやってくると、病気の発病自体に運があるように思えてなりません。

脳卒中でも脳の場所によって非常に軽く済んでしまう人もいれば、小さい病巣でありながら後遺症がひどい人もいます。もちろんそこには、まだ医学では解けない謎があるのでしょうが、運の要素が大きいように思うのです。運を自分に向けるには、前述したいろいろな危険因子をできるだけ排除していくしかありません。

結論を言えば、100%予防できなくても、認知症になりにくい生活をすることは可能ということです。

サプリメントは認知症に効くか？

認知症に効くとされる有名なサプリメントとしてはイチョウ葉エキスがあります。

「厚生労働省『「統合医療」に係る情報発信等推進事業』（eJIM）evidence-based Japanese Integrative Medicine」によれば、「いかなる健康状態についてであれ、イチョウが有用であるという決定的な科学的証拠（エビデンス）は存在しません」とあります。

「イチョウは、認知症または認知機能低下を予防することはできず、アルツハイマー病に関連した認知症の悪化を予防することもできませんでした」とはっきり書かれています。

しかし、イチョウ葉エキスは、機能性表示食品として扱われています。機能性表示食品というのは、事業者の責任において、科学的根拠に基づき特定の保健の目的が期待できる旨を表示することができる制度です。つまり一部の研究で加齢によって低下する脳の血流を改善し、記憶力を維持する機能があるとされているからです。

しかし、正確で信頼度のある研究データでは否定されていて、イチョウ葉エキスは認知症には効かないというのが科学的な見方だと思います。

第6章

認知症を抱える家族の方策

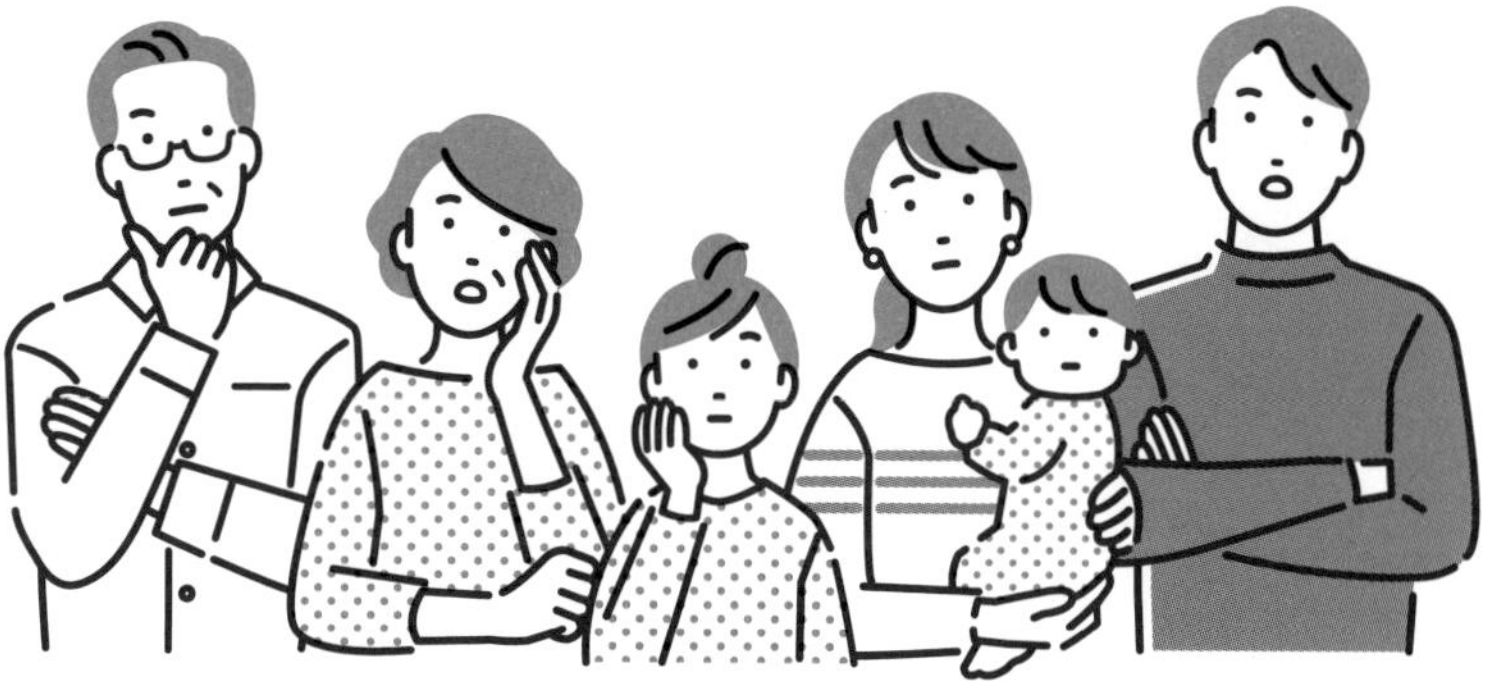

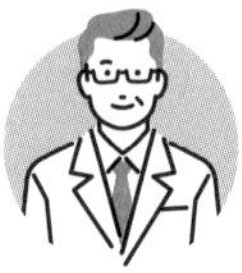

認知症の患者さんを抱える家族は、なかなか相談する人がいなかったり、周囲の人の独断的な意見を信じてしまいがちです。
私の神経内科医としての40年の経験と、実際に認知症になった自分の母親の介護を通じて得た知識を元にお話します。

デイサービスへ行きたくないと言ったら

認知症の介護というのは、こうすればいいとか、必ずこうしなければいけないというものはありません。

ケアマネージャーのケアプランは、患者さんの状況を考えて、作られています。

しかし、認知症の特徴として、日によって症状の変動が激しいことです。

今日は治ってしまったのではないかと思うほど、元気で調子のいいときがあったと思うと、まったく動く気配もなく、何をやっても怒ってしまうということがあります。

症状は変動するものということを知っていることが非常に大切です。

「今日はデイサービスに行きたくない」と言い出したら、無理をして行かせることはありません。機嫌の悪い日は健康な人でもあるのですから、そんな日は無理せず休みましょう。

もちろん、デイサービスに行ってくれないと、自分の時間ができないということもあるかもしれませんが、そこで無理をして行かせようとすると、次のときから、さらにいやがってしまうかもしれません。

デイサービスを休むことは、それほど大きな問題ではなく、また次のとき行けばいいと気楽に考えることが大切です。

介護に無理や強要はだめなのです。

臨機応変に振る舞うことで、本人の機嫌を損ねないほうが、あとあと家族は楽になります。

ご飯を食べていないと言う

ご飯を食べたのに、まだご飯が出てこないとか、早くご飯をくれと言うことがあります。食事をした記憶がないこと、満腹中枢の異常で、お腹がいっぱいという感覚がないことが原因です。

もちろんここで重要なことは、「今食べたばかりでしょう」というような否定をしないことです。本人には食べた記憶がないのですから、そんなことを言えば、いやがらせで食べさせてくれないと思い、いじめられていると感じて、大騒ぎすることになります。

もの忘れが基本にありますから、ここでの対処は、もう一度食事を出すのがいいでしょう。過食を心配するかもしれませんが、むしろ認知症の介護ではそういった細かいところを無視して、本人の意思を尊重することです。

それが大切なことだと理解できれば、ご飯を少しずつ何回か出すというテクニックになっていきます。

ご飯を食べたことを忘れてしまうという症状は、ずっと続くわけではありません。

認知症が進行していけば、食事自体をしなくなります。また、どれが食べ物なのかわからないというようになってきます。

だから食べたことを忘れてしまうのは、まだまだ軽い症状だということです。

逆に言えば、対処の仕方によって、打開できる状況ということです。

認知症の症状としては、それほど手強いものではないのです。

だれか人がいると言う

幻覚とは健康な人には見えないものが、患者さんには、実際にそこにあるように見えてしまうことです。

幻覚が見えている人は、それを実際に見えていると感じていますから、健康な人が、そんなものはいないとか否定してしまうと、本人はかえって混乱してしまいます。

やはりここでも、認知症の患者さんが言うことに対して、否定してはいけないのです。

家族としては、その幻覚を聞き流すか、あるいは共感して「怖いね」と言うべきでしょう。

こういう場合は、主治医が幻覚を抑えるような薬を出すことで、見えないようにできます。

認知症の医療で、医師がもっとも重要な役割を示すところでもあります。

こういった幻覚症状に慣れている医師なら、適格な処方をして、幻覚が出ないようにできるからです。

精神科医か神経内科で、認知症をたくさん診てきている医師なら、対処できるものです。

幻覚はずっと出ることは少なく、病状の進行で消えていくことも多いのです。

もの忘れとは違い、薬で対処できる症状だと理解することで、安心できます。

もの忘れがひどい

認知症で一番先に気付く症状ではないでしょうか。もの忘れがきっかけで受診することがよくあります。

残念ながら、認知症のもの忘れは進行を止められませんし、もちろんよくすることもできません。もの忘れによる作り話といって、記憶の抜けたところに嘘の話を入れてしまうこともよくあります。あるいはもの忘れがあるからこそ、理解力も落ちてきてしまいます。

対処の仕方は家族が変わるしかありません。

4～5年、外来に通ってきている家族の人でさえ、何度も経験していることでしょうが、「同じことを何度も聞くんですよ」と漏らすことも多いのです。

それほどもの忘れは介護する家族にはやっかいなもので、慣れるということが難しいのです。

しかし、もの忘れに対して注意したり怒ったりすれば、患者さんの症状はさらにひどくなって、家族がいじめるとか、被害妄想の原因になります。

もの忘れをうまくかわしていくことで、介護も気楽になってくるものです。

もの忘れに対して、正面から取り組まないことです。紙に書いたり、メモさせたりは初期では有効かもしれませんが、症状が進んでくればそういった方法は意味がなくなります。

何度言っても理解できない

認知症というのは不条理の世界です。つまりこちらの正義感や論理性は受け入れません。一生懸命に介護しても、「いつもほっておかれる」とか「息子が私をいじめる」などの発言になっていくことがあります。

そんなとき、介護する側は絶望感しかなくなってしまいます。

こんなに一生懸命にやっているのに、なぜ理解できないのだろうかと思ってしまいがちです。しかし、それこそが認知症の症状です。こちらの論理思考では、認知症の患者さんの考えや行動は理解できないのです。

もの忘れがひどくなってくれれば、今さっきのことを憶えていられません。昔のことは忘れない記憶として残っていますが、今さっきの新しい記憶は無理なのです。

何度言っても忘れてしまう、さっき言ったばっかりなのになど、介護を一生懸命やればやるほど無力感に襲われます。

私は認知症の介護はいい意味で、手抜きでやりましょうと言っています。

正面から向かう一生懸命は、介護者が精神的にも疲れてしまい、長続きしません。

10年近く介護している家族の人は、もの忘れなどを、笑ってかわしていくことができます。

思考回路が違う人との生活は難しいですが、受け取る側の努力でなんとかできるものです。

認知症の症状をあるがままに受け入れて、介護する側もあまりこだわらないことです。

そんなことは簡単にできないと思うでしょうが、当然です。

簡単にはできません。家族の方が適応していくには、1年以上かかります。

焦らないこと、この状況がずっと続くとは考えないこと、そんな視点で引いて眺める姿勢が重要です。

褒めると脳にいい

認知症の患者さんの立場になってみましょう。朝から家族に怒られるばかりで、自分が惨めな気持ちになってしまいます。

あるいは、会社でそれなりの地位にいた自分が、介護施設ではみんなと同じように呼ばれ、順番でいろいろやっていかねばなりません。

まだ正常の部分が残っている初期から中期の認知症の患者さんにとってみれば、そんな生活がいかに苦痛か想像できるのではないでしょうか。

自分のプライドが壊されてしまうことは、人間にとって最悪です。

認知症の患者さんも最後までプライドは保たれることが多いのです。

それを保つためにも、介護する側は褒める必要があります。

ご飯を食べただけでも、「しっかり食べられましたね」と、当たり前のことを褒めていきましょう。

褒めることは脳に快感と充実感をもたらします。それは脳にとって非常に大切なことです。

当たり前にできたことを褒めていきましょう。患者さんはずっとおだやかになるはずです。

そのとき注意しなければいけないのは、子供をあやすように、「すごいすごい」というような言い方をしないことです。

あくまで1人の大人として扱うことが大切です。

デイサービスに毎日通っている患者さんに「俺はよお、毎日会社（デイサービス）に通って仕事（タオルを畳む）してんのに、給料くれねえんだよ」

と言われたことがあります。

「そりゃ、ひどい会社だね。私から文句を言っておきますよ」

と私は答えておきました。

これも一種の褒めることにつながります。共感して、今の認知症の患者さんの生活に肯定感を与えることは、非常に大切です。

薬をやめる時期

認知症の薬があまり効かないと述べてきましたが、認知症も発症して10年近くなってくると、場所も時間もわからなくなってきます。

そこまで進んでしまうと脳神経細胞もかなり減ってきているので、アリセプトのような認知症の治療薬は効果が出てきません。

年齢も80歳後半になってくれば、動脈硬化の進行によって、血圧、血糖、脂質などを40歳代と同じ基準で治療していいわけがありません。

薬を飲むことが非常に大変になってきたなら、無理をして認知症の薬を飲ませる必要はありません。

しかし、認知症の薬でも幻覚や妄想など周辺症状を抑えている薬は、飲ませないと介護が大変になります。

逆にまったく薬を飲んでこなかった患者さんに、薬を飲ませることはかなり難しくなります。

そういう意味ではなんらかの薬を飲む習慣を維持したほうが、本当に治療で必要な薬があるときは楽かもしれません。

少なくとも飲んでいる薬の重要性は、年齢によって変わってくるので、それは主治医と相談して、減らしていくことは問題ないと思います。

第7章

60歳から打つべきワクチン

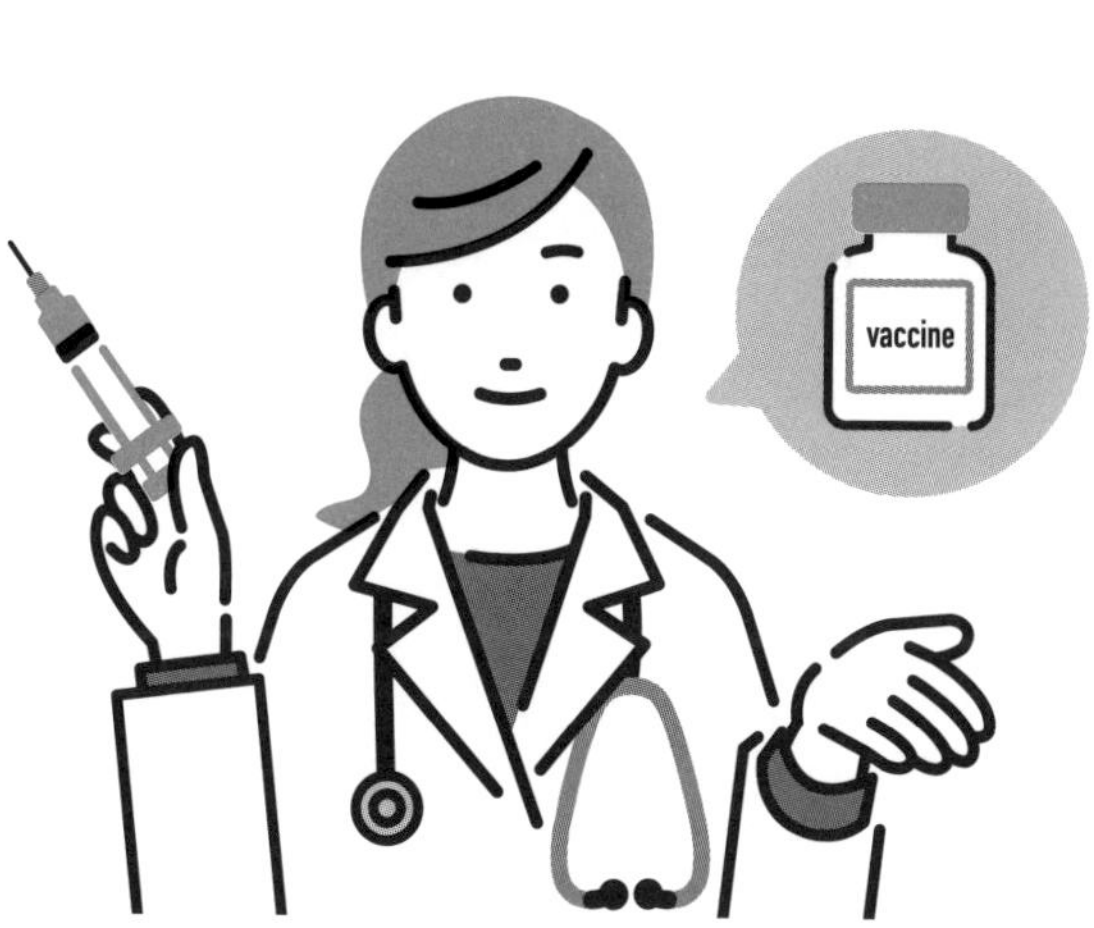

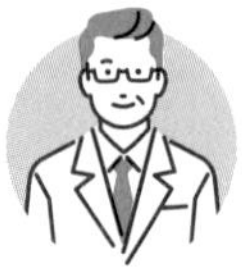

新型コロナウイルスのワクチン接種が行われるようになって、ワクチンの重要性が理解されるようになってきました。
様々な感染症に対する新しいワクチンも出てきています。
60歳以上の人はどんなワクチンをいつ打っていけばいいのか考えてみましょう。

様々な感染症に対応するワクチン

肺炎球菌ワクチン

２０２１年厚労省の統計によれば、65歳から84歳までの死亡原因の４位が肺炎です。

また、肺炎で亡くなる日本人の97・９％が65歳以上です。

肺炎の原因菌でもっとも多いのは肺炎球菌で、18・８％です。その他の原因菌は、インフルエンザ菌が７・６％、黄色ブドウ球菌が４・２％、肺炎桿菌が３・０％、その他が11・８％で、肺炎の原因となる菌は肺炎球菌がもっとも多いわけです。

このことから高齢者の肺炎を防ぐには、肺炎球菌ワクチンが有効ということになります。

このワクチンを打つことで、肺炎球菌による肺炎などの感染症を予防し、重症化を防ぎます。注意しないといけないのは、肺炎球菌ワクチンが、すべての肺炎を防ぐものでないということです。

ワクチン接種の対象となるのは65歳以上ですが、さらに心筋梗塞や狭心症などの心臓の病気、喘息やＣＯＰＤ（慢性閉塞性肺疾患）などの呼吸器の病気、糖尿病、腎臓の病気などの持病を持っている人は、免疫機能が低下している可能性があるので、接種する意味は大きくなります。

肺炎球菌ワクチンは、接種してから抗体（免疫）ができるまで、およそ3週間かかります。

65歳以上の高齢者には、肺炎球菌感染症の定期接種制度があります。

肺炎球菌ワクチンを初めて接種される人だけに、該当する年度に公費助成が受けられます。65歳から5歳刻みで１００歳まで誕生日を迎える方が対象です。

ワクチンの予防効果は初回接種から4~7年たつと抗体価が大きく下がってしまいます。そのために5年後に2回目の接種をすることが推奨されています。2回目のときは、公費の補助はありません。

帯状疱疹ワクチン（シングリックス）

帯状疱疹は、水ぼうそうと同じウイルスで起こる皮膚の病気です。神経に沿って、痛みを伴う赤い発疹が出てきます。必ず左右どちらかで、左右両方にできることはありません。発疹は水ぶくれになって、最後はかさぶたになり治っていきます。

稀ですが、痛みだけで、発疹は目立たない帯状疱疹もあります。

とくに帯状疱疹の初期は、腰痛やお腹の痛みと勘違いして、診断は難しい場合がありますが、発疹が出てくれば、診断は難しくありません。

80歳までに約3人に1人が発症すると言われています。さらに新型コロナウイルスが蔓延してから、あきらかに帯状疱疹が増えてきました。その理由はまだはっきりしていません。

帯状疱疹は約1ヵ月で自然に治る病気です。一般的には帯状疱疹と診断されれば、抗ウイルス薬を1週間飲みます。

ただ痛みは非常に強い場合があり、それが大変です。また合併症として、皮膚症状が治った後も、痛みが続く「帯状疱疹後神経痛」というのがあります。

50歳以上では帯状疱疹後神経痛に移行しやすく、加齢とともに移行率は高まることが知られています。

もっとも問題になるのは、帯状疱疹が目や耳や顔に出た場合です。

角膜炎や結膜炎、ぶどう膜炎など目に病気が出てしまうと大変です。視力低下や失明に至る危険があるからです。

顔面神経麻痺と耳の帯状疱疹を特徴とする「ラムゼイ・ハント症候群」が合併症として起きると、顔面神経麻痺が後遺症として残る危険があります。

帯状疱疹は基本的には自然に治る病気なのですが、顔に出た場合などの合併症が怖いわけです。

そういう意味でも、帯状疱疹にかからないほうがいいわけです。

最近接種できるようになった帯状疱疹ワクチンに『シングリックス』があります。

水痘帯状疱疹ウイルスに対する抗体を事前に作り、免疫力を高め、ウイルスの増殖を抑えるワクチンです。

従来の水痘ワクチンに比べて、効果が非常に高く、約91～97％の予防効果が10年以上持続すると報告されています。

接種すれば10年間は、ほぼ発病しないということになります。

50歳以上の人が接種対象となり、2回接種します。1回目の接種から2ヵ月後に2回目を行います。1回目の接種から2ヵ月を超えた場合は、6ヵ月後までに2回目の接種を受けるように決められています。

インフルエンザワクチン

インフルエンザにかかると高熱が続きます。感冒様症状ももちろんありますが、高齢者には高熱がつらいものです。

さらに問題は、インフルエンザにかかると、免疫力が低下して、肺炎を合併する危険があります。

そのためにやはりインフルエンザの感染予防は重要なのです。

インフルエンザワクチンには、発熱や感冒様の症状を抑える効果がありますが、麻しんや風しんワクチンのような、高い発病予防効果は期待できません。

だからインフルエンザワクチンを接種したのに、インフルエンザにかかってしまうと、ワクチンは効果がないのではと思ってしまいます。

インフルエンザワクチンの目的は、感染予防より重症化の予防です。

つまり、肺炎や脳症などの重い合併や、入院治療を必要とする人を減らし、さらには死亡率を下げることが目的です。

とくに基礎疾患のある方や高齢の方では重症化する可能性が高いので、インフルエンザワクチンを接種する意味は大きいのです。

国内の研究では、65歳以上の高齢者で、34〜55%の発病を阻止し、82%の死亡を阻止したという報告があります。

インフルエンザワクチンを打ったほうがいい人として、65歳以上、60〜64歳で、心臓、腎臓もしくは呼吸器の病気があり、運動機能が低下している人です。

新型コロナワクチン

これほど短期間に世界中で接種されたワクチンは、最近ではないでしょう。

またその効果の理解は、ＳＮＳなどの影響によって曖昧になり、ワクチンに対して反対する人もいます。

というのも医学統計を理解することが、医師であっても、なかなか難しいのです。

ワクチンに効果があるということを証明することがそれほど難しいものかと、考えてしまいます。

新型コロナワクチンを打った人が１００％発症しないということであれば、話は簡単です。しかし、なかなかそうはいかないのです。

どんな薬やワクチンでも、使用した人すべてに効くことはありません。

感染症では、いろいろな状態や条件があるので、その解析は難しくなってきます。

だから簡単に言えないこともあって、一般的にはわかりにくくなってしまうのです。

新型コロナワクチンを打つべきか、ということになりますが、結論から言えば、打つべきでしょう。

京都大学の西浦博教授らのグループが、新型コロナウイルスのワクチン接種が始まってからの最初の10ヵ月間ワクチンの効果を試算しています。

この期間に、ワクチンが無かったとして試算すると、この期間の感染者数はおよそ6330万人、死者数がおよそ36万4000人になると、計算しています。

実際には、感染者数はおよそ470万人、死者数がおよそ1万人ですから、ワクチンの効果は確かにあったということでしょう。

西浦教授のグループは、ワクチン接種が進んだことで、接種しなかった人も感染から守られる「集団免疫」の状態が生まれたことも影響したと推測しています。

RSウイルスワクチン

最近、また高齢者に有効なワクチンが出てきました。2024年度から使用できるようになります。

RSウイルスによる感染症を予防する60歳以上の成人向けワクチンです。

日本では毎年60歳以上の成人でＲＳウイルス感染症によって６３０００人が入院して、４５００人の院内死亡があります。

グラクソ・スミスクラインの臨床試験のデータによれば、60歳以上の成人におけるＲＳウイルスによる下気道疾患に対する本ワクチンの全般的有効性は82・６％、特定の心肺系および内分泌代謝系の疾患など併存疾患を有する60歳以上の成人での有効性は94・６％と高い効果を示しています。

ＲＳウイルスは風邪の原因ウイルスのひとつですが、基礎疾患があると重症化する危険があるので、やはり高齢者は接種を受けたほうが有利でしょう。

おわりに

私は脳神経内科医として、たくさんの認知症の患者さんに毎日接しています。診療を終えて、自宅に戻るとき、認知症という病気の不思議を感じます。

65歳で認知症を発症した人がいれば、一方では95歳でもかくしゃくとして、1日1万歩を歩いている人がいます。

この差はいったい何から来るのだろうかと、考えさせられてしまいます。

医師としては高血圧症や糖尿病の治療をすることで、認知症の発症のリスクを抑えることはできます。しかし、そういったこととは別に、やはり脳の使い方が認知症の発症に影響するように思います。

脳の使い方と言っても、趣味を徹底的にやってみるとか、何か新しいことを学んでいくとかいろいろ方法はありますが、どれも継続していくのが難しいものです。

認知症の特効薬はまだ見つかっていません。今、私たちにできることは、脳の健康を保ち、脳を刺激していく生活をすることです。

本書は、そのための方策や私がいろいろ試みてきたことを書いています。

一部の原稿は、長崎で発行されている季刊雑誌『楽』に長年連載してきた原稿を、かなり加筆修正しています。

私は医師として40年以上診療に関わってきました。同時に作家として様々な本を出してきました。医療エッセイ、脳科学の実用書、医学ミステリー、時代小説、漫画原作、塗り絵の本の監修もやってきました。またクラシックCDの監修もやっています。医師で作家は、著名な方がたくさんいます。しかし、これほどいろいろなジャンルの本を書き、様々な商品を作った医師はいないかもしれません。

私にとって本を書くのは、発想力の鍛錬のようなものです。常に面白いものを求めて、書き続けてきた結果なのです。

大型客船の取材も30年近く続けています。今ほどクルーズというものが認知されていないときから、小説の舞台を客船にしてみたいと思い、大型の客船に乗ったのがきっかけでした。

結果的には、小説は完成しませんでしたが、クルーズの世界をより知りたくなって、世界中の船に乗り続けています。

油絵は医学部に通っているとき、父の影響で描き始めましたが、子供の頃から絵を描くのが好きだったので、今でも続けています。週刊誌で連載エッセイを書いているとき、自分でイラストも描いていました。

本書でも書いていますが、ピアノは60歳を過ぎてから独学で始めて、最近はあまり進歩しませんが、コードくらいは弾けるようになっています。楽譜はまったく読めなかったのですが、iPadを使ったアプリでピアノ練習してから、多少なりとも読めるようになりました。

日曜大工も好きで、床材を貼るとか、壁紙を貼るというのは、昔からやってきました。最近自宅の隣接地に、1960年代のairstreamというビンテージキャンピングトレーラーを2台置いて、内部の改装を一人でずっとやっていました。

自分の好きなことに集中できることは、なんとも幸福なものです。

映画『ショーシャンクの空に』のラストシーンで、主人公が青い空の下、海辺で船を直しているシーンがあります。その主人公の幸福感とは、こういったものだったのだろうと、キャンピングトレーラーの改装をしながら感じていました。

面白いと思ったことは、自分で徹底的に調べて、すべての時間を費やしてやっていく、そんな生き方をずっとしてきました。そういったいろいろな挑戦が、作家として文章を書くのに役立ってきたのは事実です。

しかし、それ以上に自分の好きなこと、集中できることを見つけていくこと、それこそが、脳を常に刺激しますし、楽しく続けられることです。

私の場合、文章を書くことが自分は得意なのだ、好きなのだと知ったことが大きかったように思います。

あなたにはこれが向いている、こんな才能があるとだれも教えてくれません。それを見つけるには様々なことに挑戦していくしかないのです。その挑戦する生き方が、脳を刺激しながら、面白い人生を見つけられるのです。

2024年4月吉日

医学博士
脳神経内科医　米山公啓

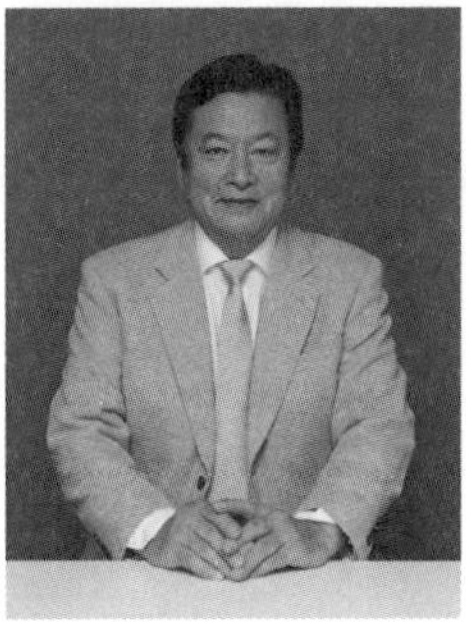

米山公啓（よねやま きみひろ）

作家、医師（医学博士）。1952年生まれ。専門は脳神経内科。

聖マリアンナ医科大学内科助教授を退職後、テレビの健康番組などに多数出演、番組の企画なども手がける。現在は東京都あきる野市にある米山医院で診療と作家業を続けている。

趣味は大型客船でのクルーズ、20年間以上世界中の海をクルーズしている。

1990年に看護雑誌にエッセイの連載を始めたのをきっかけに、現在までに医学ミステリー、エッセイ、医療実用書、時代小説（根津潤太郎のペンネーム）などを手がける。現在までに300冊以上を上梓。

医師が教える元気脳の作り方

2024年4月11日　初版第1刷発行

著　者……………………… 米山 公啓
発行人……………………… 石井 悟
編集人……………………… 宮下 啓司
発行所……………………… 株式会社自由国民社
〒171-0033　東京都豊島区高田 3-10-11
電話　03-6233-0781（代表）
ウェブサイト　https://www.jiyu.co.jp/
印刷所……………………… 横山印刷株式会社
製本所……………………… 新風製本株式会社
編集協力…………………… オフィスふたつぎ
装丁・デザイン …………… WHITELINE GRAPHICS CO.

定価はカバーに表示してあります。
落丁・乱丁本はお取替えいたします。